U0382074

农村分级诊疗
运行效果实证研究

别荣海 著

中国社会科学出版社

图书在版编目（CIP）数据

农村分级诊疗运行效果实证研究／别荣海著 . —北京：中国社会科学
出版社，2016.11
ISBN 978-7-5161-8958-0

Ⅰ.①农…　Ⅱ.①别…　Ⅲ.①农村—医疗卫生服务—研究—中国
Ⅳ.①R127

中国版本图书馆 CIP 数据核字（2016）第 227463 号

出 版 人	赵剑英	
责任编辑	王 琪	
责任校对	胡新芳	
责任印制	王 超	

出　　　版	中国社会科学出版社	
社　　　址	北京鼓楼西大街甲 158 号	
邮　　　编	100720	
网　　　址	http://www.csspw.cn	
发 行 部	010-84083685	
门 市 部	010-84029450	
经　　　销	新华书店及其他书店	

印　　　刷	北京君升印刷有限公司	
装　　　订	廊坊市广阳区广增装订厂	
版　　　次	2016 年 11 月第 1 版	
印　　　次	2016 年 11 月第 1 次印刷	

开　　　本	710×1000　1/16	
印　　　张	20.75	
插　　　页	2	
字　　　数	224 千字	
定　　　价	76.00 元	

序

　　健康是人类生存发展的永恒主题、经济社会发展的基础条件、民族昌盛和国家富强的重要标志，也是促进人的全面发展的必然要求、广大人民群众的共同追求。2009年启动新一轮医药卫生体制改革以来，我国确立了把基本医疗卫生制度作为公共产品向全民提供的核心理念，提出了保基本、强基层、建机制的基本原则，明确了统筹安排、突出重点、循序推进的改革路径，出台了一系列重大举措，建立了世界上规模最大的基本医疗保障网，医疗卫生服务体系改革创新取得了重大进展，基本公共卫生服务均等化水平得到了稳步提高，卫生与健康事业迈上了一个大台阶。

　　在充分肯定成绩的同时，也要清醒看到，我国卫生与健康事业改革发展任重道远。一方面，由于工业化、城镇化、人口老龄化和疾病谱、生态环境、生活方式不断变化，我国仍然面临多重疾病威胁并存、多种健康影响因素交织的复杂局面，我们既面对着发达国家面临的卫生与健康问题，也面对着发展中国家面临的卫生与健康问题。另一方面，卫生与健康资源总量不足、结构不合理、分布不均衡、供给主体相对单一、基层服务能力薄弱等问题比较突出，深层次体制机制性矛盾尚需破解，不少群众对看病难、看病贵还有意见。如果这些问题不能得到有效解决，必然会严重影响人民健康，制约经济社会发展。

随着经济社会发展水平和人民生活水平不断提高，人民群众不但要求看得上病、看得好病，更希望不得病、少得病，看病更舒心、服务更体贴，对政府保障人民健康、提供基本卫生与健康服务寄予更高期望。习近平总书记在全国卫生与健康大会上指出，要把人民健康放在优先发展的战略地位，以普及健康生活、优化健康服务、完善健康保障、建设健康环境、发展健康产业为重点，加快推进健康中国建设，努力在分级诊疗制度、现代医院管理制度、全民医保制度、药品供应保障制度、综合监管制度5项基本医疗卫生制度建设上取得突破。分级诊疗制度是近期需要着力抓好并率先突破的一项基础性、关联性、标志性的重要改革。

当前，我国城乡区域发展不平衡，优质医疗资源集中在城市，各级各类医疗卫生机构功能定位不明确，就医格局不合理、秩序不规范问题突出，约有一半以上的患者不论大病小病都去了城市三级医院，造成城市大医院人满为患、医生不堪重负，而许多农村基层医疗机构却无人问津、业务不断萎缩，既影响优质医疗资源发挥最佳效益，也影响医疗卫生服务体系整体效率，推高了医疗费用、加重了患者负担。解决这个问题，关键是尽快扭转当前不合理的医疗资源配置格局，引导医疗卫生工作重心下移、资源下沉，围绕城乡协同医疗卫生服务网络建设，依托广大医院和基层医疗卫生机构，探索合理配置增量、有效盘活存量、提高医疗资源配置使用效率的医疗卫生服务体制架构，建立完善分级诊疗制度，引导患者合理就医，发挥好大中小医院的作用，让各级医院各展其长、各类患者各得其所。这是满足人民群众看病就医需求，破解看病难、看病贵难题的治本之策。

我国农村人口众多，河南还有 5000 多万人生活在农村。农村分级诊疗的有效实施是形成基层首诊、双向转诊、急慢分治、上下联动的分级诊疗模式，实现小病不出乡村、大病不出县城、疑难杂症到大医院的就诊格局，建立符合国情省情的分级诊疗制度的关键，事关广大农村居民的身体健康和农村卫生与健康事业的持续发展。各地实践表明，推进农村分级诊疗面临乡村医疗机构服务能力不足、农村居民就医习惯难以改变、县级医疗机构实施动力不足、县乡村医疗机构之间分级诊疗缺少公共信息平台等诸多障碍，亟须创新思维、深入研究、找到对策、破解难题。《农村分级诊疗运行效果实证研究》，是新乡医学院校长别荣海教授率领的科研团队以河南省为样本区域，深入全省 145 个乡镇 214 个村庄 2938 个农户开展实地调研，经深入研究后形成的一本专著。这是针对农村分级诊疗运行效果展开的专题性实证研究，该研究树立问题意识，坚持政策导向，数据搜集广泛，分析深入细致，结论科学可靠，在对农村医疗供需行为进行分析、新农合制度效果深度考察、农村慢性病患者健康管理效果科学评价的基础上，明确了农村分级诊疗的障碍与困境，提出了相应的对策与路径，不仅具有较高的学术价值，同时对河南乃至全国加快推进分级诊疗制度建设也具有重要的参考价值。

当前，我国医药卫生体制改革已经步入深水区和攻坚期，深层次矛盾和问题集中暴露，需要政府下更大气力来破解。然而，所有问题的有效解决都有赖于对问题的深入研究。无论是推进健康中国建设，还是深化医药卫生体制改革，都离不开广大卫生与健康领域的专家学者积极开展相关理论和实证研究。通过科学研究推动卫生与健康领域理论创新、制度创新、管理创新、技术创新，用中国式办法解决医药卫生体制改革这个世界性难题，努力全方位、全周期保障人民健康，为实现"两个一百年"奋斗目标、实现中华民族伟大复兴的中国梦打下坚实健康基础。

高绳健（全国政协常委、河南省政协副主席、教授）

2016 年 9 月 12 日

目 录

图目录

表目录

导　言

　　本书以河南省豫东（周口市、驻马店市、开封市、漯河市、商丘市）、豫南（南阳市、信阳市、许昌市）、豫西（三门峡市、洛阳市、平顶山市）、豫北（安阳市、鹤壁市、新乡市、焦作市、濮阳市、济源市、郑州市）的18个地市145个乡镇卫生院、214个村卫生室和2938户农村家庭作为样本，主要根据本书于2015年针对样本区域所作的问卷调查和访谈所获的数据和资料，同时结合以往关于城乡卫生问题的思考，并广泛地吸收了学界相关研究，形成的调研成果。这是一部以实证研究为主的学术著作。

　　为使读者对本书有初步了解，以下首先对本书的研究背景、研究方案、结构安排等做个简要的说明。

一　研究背景

　　健康是人们得以生存的前提和基础，是促进人的全面发展的必然要求和核心内容，健康的人力资源是促进社会经济持续发展的战略性资源。因此，促进和维护全民健康是政府不容推卸的公共责任和重要的执政目标。

政府有义务促进和维护健康的公共事业，医药卫生事业的发展是影响居民健康的关键因素。新中国成立以来，特别是改革开放以来，我国医药卫生事业取得了显著成就，覆盖城乡的医药卫生服务体系基本形成，疾病防治能力不断增强，医疗保障覆盖人口逐步扩大，卫生科技水平迅速提高，人民群众健康水平明显改善，居民主要健康指标处于发展中国家前列。尤其是2003年抗击"非典"取得重大胜利以来，各级政府加大投入，公共卫生、农村医疗卫生和城市社区卫生发展加快，新型农村合作医疗和城镇居民基本医疗保险取得突破性进展，城乡居民健康得到了更大保障。但同时，我国医药卫生事业发展水平与人民群众健康需求及经济社会协调发展要求不适应的矛盾仍比较突出，医药卫生事业发展仍存在诸多问题。它们集中表现为：城乡和区域医疗卫生事业发展不平衡，资源配置不合理，公共卫生和农村、社区医疗卫生工作薄弱，医疗保障制度不健全，药品生产流通秩序不规范，医院管理体制和运行机制不完善，政府卫生投入不足，医药费用上涨过快，居民个人就医负担过重，等等。

而所有这些现实问题的科学解决都有赖于对这些问题的科学研究，只有对卫生事业发展中存在的诸多问题开展广泛深入的调查研究，才能据此制定出更加科学合理的政策和方案，才能更有效地推动我国医药卫生事业的健康可持续发展，我国卫生管理与政策领域存在巨大的科学研究空间。

鉴于此，本书所做的研究旨在面向我国城乡卫生事业发展的现实需求，通过开展广泛深入的调查研究，为我国城乡卫生事业的改革发展提供政策建议和决策咨询。

我国医药卫生事业发展过程中诸多问题的解决，必须回归卫生事业发展本身，立足社会经济和行业发展的实际，在借鉴吸收国内外有益经验的基础上，通过政府主导推行深化医药卫生体制改革来加以统筹逐步解决。2009 年 4 月，中共中央、国务院正式对外发布《关于深化医药卫生体制改革意见》（以下简称《意见》），我国新一轮医药卫生体制改革（以下简称"新医改"）正式启动。《意见》指出，我国新一轮医药卫生体制改革的总体目标（"一体"）是：到 2020 年，基本建立覆盖城乡居民的基本医疗卫生制度，为群众提供安全、有效、方便、价廉的医疗卫生服务。为此，要逐步建设覆盖城乡居民的公共卫生服务体系、医疗服务体系、医疗保障体系和药品供应保障体系（"四梁"），并不断完善医药卫生的管理、运行、投入、价格、监管体制机制，加强科技与人才、信息、法制建设（"八柱"），这"一体、四梁、八柱"共同构成了我国新医改方案的总体框架。

新医改实施以来，多项改革举措顺利推进，取得了令人瞩目的显著成效，但与此同时，随着改革逐渐步入"深水区"，我国医药卫生事业发展仍存在诸多宏观管理和微观运行的问题有待进一步解决。如我国城乡医疗资源配置仍不均衡，看病难问题突出，分级诊疗仍在探索；基本医疗保障体系已基本建立，但运行机制还有待完善，制度融合亟待加强；基本公共卫生服务已经提供，但其实际效果尚需改进；公立医院改革已步入深水区，医院管理体制和运行机制仍不完善；医患关系持续恶化，医患矛盾日益突出；等等。其中人民群众最为关心和反映强烈的便是长期困扰城乡卫生事业协调健康发展的"看病难、看病贵"问题，这一问题不仅是我国医疗卫生资源配置不均引发的无序就医和费用上涨的直接反映，同时也是我国医药卫生体制系统矛盾的突出表现。对于这一问题的根本解决，必须从根本上扭转医疗卫生资源特别是优质医疗卫生资源在城乡、区域间的分配格局，使医疗卫生资源配置同居民卫生服务需求相匹配，引导居民就医回归基层，形成"小病在基层，大病进医院，康复回基层"的就医新秩序。

2009 年的新医改方案中明确提出："逐步实现社区首诊、分级医疗和双向转诊。"2013 年党的十八届三中全会审议通过的《中共中央关于全面深化改革若干重大问题的决定》也提出："完善分级诊疗模式，建立社区医生和居民契约服务关系。"2014 年 10 月 9 日，国家卫计委例行新闻发布会上提出"国家将适时在公立医院改革试点城市启动分级诊疗试点，逐步建立符合我国国情的分级诊疗制度"。2015 年 9 月，国务院办公厅正式下发《关于推进分级诊疗制度建设的指导意见》，明确要"以提高基层医疗服务能力为重点，以慢性病、常见病、多发病为突破口，逐步建立基层首诊、双向转诊、急慢分治、上下联动的分级诊疗制度"，分级诊疗制度作为一项政策要求被正式提出。从国内外的实际经验来看，建立分级诊疗制度有利于形成科学有序的就医格局，有利于提高医疗资源的配置效率，因此被视作新医改攻坚阶段的重头戏和有效缓解"看病难、看病贵"的治本之策。与此同时，我国各地也开始积极推进分级诊疗制度建设，使改革进入一个新的阶段。

同时，我国又是一个传统的农业大国，农村人口数量众多，农村卫生事业的发展水平不仅关乎广大农村居民的身心健康和生命安全，也会影响到我国农村乃至全国社会经济的稳定持续发展。长期以来，我国政府高度重视农村卫生工作，将其作为我国卫生工作的重点加以发展，农村卫生的整体状况得到了很大改善。农村卫生服务体系的服务能力和诊疗水平不断提升，农村居民的健康水平得以提高；农村基本医疗保障体系的覆盖范围和保障能力不断加强，农村居民的就医负担得以减轻；基本公共卫生服务开始向农村居民普及，弱势人群的健康管理得以规范；等等。但与此同时又必须清醒地看到，我国农村卫生事业的发展仍存在诸多问题，特别是与城市地区相比还存在一定差距，农村卫生资源的配置不足，使得医疗服务体系的服务能力和诊疗水平受限，农村居民被迫流向卫生资源较为丰富的城市大医院就医，在提高就医成本的同时也增加了城市大医院的工作负荷，"看病难、看病贵"问题日益凸显，成为影响我国农村卫生事业持续健康发展的一大顽疾。因此，推进农村分级诊疗体系建设，成为当前背景下我国农村卫生事业改革发展的重要任务。农村分级诊疗体系是整个分级诊疗体系的重要组成部分，加快推进农村分级诊疗是全面建设分级诊疗体系的重要内容和关键步骤，事关我国医药卫生体制改革和农村卫生事业发展的全局。

在上述政策和现实背景下，本书以"农村分级诊疗运行效果的实证研究"为主题，以河南作为样本区域，于2015年对河南省农村地区的分级诊疗运行状态进行广泛的实地调研，研究分析农村分级诊疗制度建设的现实困难，并结合我国国情探讨加快推进农村分级诊疗的对策措施，为政府决策提供参考。

二　研究方案

（一）研究目标

1. 通过对现行农村医疗保障制度和卫生服务体系覆盖下的农村居民进行抽样调查，获取其卫生服务需求与利用、就医行为与流向、疾病费用支付与补偿、慢性病防治与规范化管理等信息，同时对农村基层医疗机构的资源配置、服务能力和运行方式等开展调查，以分析农村居民的就医习惯、了解农村医疗机构的运行状态。

2. 对照我国分级诊疗制度的设计目标和要求，归纳总结我国农村医疗服务体系及居民就医过程存在的问题，并对其中可能的影响因素进行调查和分析。在此基础上，通过借鉴国内外经验，结合理论分析和目标要求，设计推进农村分级诊疗体系建设的对策和建议，以解决当前农村分级诊疗存在的障碍和困境。

（二）研究内容

基于本次的调研主题，为更全面地了解我国农村分级诊疗的运行状态，并深入分析其中的影响因素，本次调研主要设计了以下三个方面内容。

1. 农村居民就医流向与分级诊疗状况

作为此次调研的主体内容，本部分的调查对象包括农村居民和农村医疗机构，面向居民主要调查其所在地的医疗机构分布状况、不同病情状态下的就医流向及其影响因素状况、对不同层级医疗机构的服务满意情况等；面向机构主要调查其机构性质、服务范围、资源配备、经营状况、服务能力、员工薪酬与工作负荷、对双向转诊及其影响因素的认知状况等。通过对这些数据的分析，明确影响农村居民就医流向和医疗机构分级诊疗的因素。

2. 农村医疗保障状况

医疗保障制度通过其制度设计能够在引导居民就医流向方面发挥重要作用，是影响农村分级诊疗顺利推进的重要因素，本部分的调查对象主要面向农村居民以了解其实际的疾病经济负担及医疗保障制度的补偿效果，调查内容主要涉及农村居民的收入情况、参保类型、卫生服务需求与利用、医疗保障利用及其补偿情况、疾病经济负担状况等。通过对这些数据的分析，明确农村医疗保障制度的实际保障能力及其对农村居民就医流向的影响程度。

3. 农村慢性病健康管理状况

由于慢性病本身病程较长，其综合防治和优化管理需要各级医疗机构共同协作完成，因此可以成为推动建立新型分级诊疗模式的切入点和突破口。本部分的调查对象同样包括农村居民和农村医疗机构，面向居民主要调查其慢性病患病情况、慢性病健康管理服务的覆盖面、服务方式、服务内容、服务频率及满意度；面向机构主要调查其慢性病健康管理服务的开展情况，包括服务方式、服务内容、服务频率等，以及服务开展效果的自我评价、服务开展的影响因素等。通过对这些数据的分析，明确农村慢性病健康管理服务的实际开展状况、服务效果及其影响因素。

在文献查阅的基础上，围绕上述内容初步设计了现场调查方案，并对其进行反复讨论和修订，形成了家庭健康询问调查、村卫生室机构调查和乡镇卫生院机构调查 3 份问卷，并于 2015 年 9 月选取河南省新乡市延津县进行了现场预调查，以检验调查方案的科学性和可行性，并针对在预调查中发现调查方案存在的缺陷，继续对其进行了修订和完善，并最终形成了正式的现场调查方案。

（三）研究方法

1. 文献研究方法

在实证研究之前，系统全面地回顾我国农村医疗机构分工协作的相关制度体系、理论基础和运行模式。系统地进行文献检索和数据搜查，充分阅读并分析已有医疗系统分工协作、连续性医疗服务、整合医疗、双向转诊等方面的相关理论及实证研究等。

2. 现场调查方法

入户调查地点与调查对象：河南省是我国的农业和人口大省，本研究选取河南省为研究样本，对省内 18 个地市进行了全面调查，按照方便抽样的原则，共选取了 145 个乡镇卫生院、214 个村卫生室和 2938 户农村家庭作为调查对象。

3. 数据分析方法

采用描述性统计、相应的参数或非参数统计方法，围绕农村分级诊疗的运行状态进行现状分析和影响因素分析。

4. 改进策略分析

根据运行效果及其影响因素的分析研究结论，针对农村医疗机构分工协作、医疗资源配置、协同服务能力及配套保障制度等方面存在的缺陷和问题，根据相关理论逻辑分析来提出推进农村分级诊疗的对策建议。

5. 信息质量控制与数据管理方法

现场调查质量控制：选择相关专业的教师和学生作为调查员，对调查员实施系统培训并分组。每个调查小组委托一位核查员。负责调查当日对收集的调查问卷进行一致性、完整性、正确性等方面的核查，一旦发现问题及时纠正。

数据的输入与管理：采用参加调查的研究生作为数据录入人员，经过培训后进行数据录入。事先设计建立网络数据库，实施双人重复录入核查，以保证数据的逻辑性和完整性，分析软件采用 Microsoft Office Excel 2007 和 SPSS 19.0。

三　结构安排

本书的结构安排如下：

导言，主要是对本书的研究背景进行回顾，对本书的研究方案进行说明。

第一章，分级诊疗的提出。主要是对研究主题涉及的相关概念进行界定，对我国基本医疗服务体系的构成及存在的问题进行系统阐述，并在新一轮医药卫生体制改革的背景下，梳理我国提出分级诊疗的历史和现实背景。

第二章，基于分级诊疗的农村医疗服务供需行为分析。主要是对我国农村基层医疗机构的诊疗开展状况、农村居民的就医流向及其影响因素进行分析。

第三章，基于分级诊疗的新农合制度效果考察。主要是通过疾病经济风险的相关评价指标，分析新型农村合作医疗对农村居民相关疾病经济风险的影响，分析新农合的抗风险效果，以反映新农合在引导农村居民就医流向中的作用。

第四章，基于分级诊疗的农村慢性病患者健康管理效果评价。主要是围绕农村慢性病患者健康管理项目，对比分析供需双方在项目实施状况及效果方面存在的差异，以反映农村基层医疗机构的协同服务能力。

第五章，农村分级诊疗的障碍与困境。主要是在上述统计分析结果的基础上，归纳总结我国农村基层医疗机构实施分级诊疗的障碍，分析农村居民接受分级诊疗所处的困境。

第六章，农村分级诊疗的对策与出路。主要是在前文效果评价及影响因素分析的基础上，从医疗保障制度优化设计、医疗服务提供系统改进及供需双方行为干预等方面提出农村贫困人口医疗保障制度的改进策略和配套措施。

第一章

我国分级诊疗制度的提出

伴随老龄化、城镇化等社会经济转型过程，居民基本健康需求增长迅速，呈现出多样化特点，给基本医疗卫生服务体系的建立与完善带来了挑战，医疗服务体系布局不完善、优质医疗资源不足和配置不合理等问题凸显。

分级诊疗在缓解看病难、看病贵的问题上一直被寄予厚望，全国各地纷纷发布相关政策，推动分级诊疗试点。2017年，分级诊疗政策体系逐步完善，"小病在基层，大病到医院，康复回社区"的就医格局将形成。顾名思义，分级诊疗就是按照疾病的轻、重、缓、急及治疗的难易程度进行分级，不同级别的医疗机构承担不同疾病的治疗，将大、中型医院承担的一般门诊、康复和护理等分流到基层医疗机构，由此大医院可以将主要精力放在疑难危重疾病方面，基层医疗机构则可收治大量常见病、多发病病人，就有利于形成医疗资源配置与利用的良性循环。

值得深思的是，分级诊疗离不开优质资源与人口分布的匹配，但对于在我国最广大的农村基层地区来说，一方面是极度匮乏的医疗卫生资源，另一方面则是数量庞大的贫困患者，矛盾尤其突出，也成为了新医改下建设完善分级诊疗制度要解决的关键问题。本章在廓清分级诊疗相关概念的基础上，对我国分级诊疗制度提出的背景、制度实施的现状、新医改下面临的机遇与挑战等，做一系统的梳理。

第一节　相关概念的界定

一　卫生组织

卫生组织是卫生体制的重要组成部分，是贯彻国家卫生工作方针和政策，实现卫生工作目标的组织保障，是开展疾病预防、保健、治疗和康复等卫生工作的基本载体。WHO（World Health Organization，世界卫生组织）把卫生组织定义为：以促进、恢复和维护人群健康为基本目标的机构或团体。我国的卫生组织包括直接提供卫生服务的卫生服务组织，如医院、疾病预防控制中心、妇幼保健院等；具有直接卫生管理职能的卫生行政组织，如卫计委几级行政管理机构；以及卫生第三方组织，如中华预防医学会、中华医学会、中国医院协会等。

（一）卫生行政组织

卫生行政组织是在卫生工作方面行使国家政权的政府机构，是指那些通过制定和执行卫生政策、法规等来引导和调控卫生事业的发展，将组织和管理卫生相关事务作为主要职能的政府组织。卫生行政组织是国家公共行政组织的一种，是各级政府实现管理卫生事业、贯彻实施党和国家卫生方针、政策的部门。

按照管理层级，任何国家的卫生行政组织体系基本都可以分为国家卫生行政组织和地方卫生行政组织。中央政府及地方政府设立卫生行政组织，卫生行政组织服从政府的领导，接受上级卫生行政组织的业务指导。国家卫生行政组织承担对全国卫生事业发展的统筹规划，地方卫生行政组织则主要负责本区域内卫生事业发展的各项法律、法规、政策和计划的实施、协调、控制和监督工作。

我国从中央到地方按照行政区划设立的卫生行政组织为中央、省（自治区、直辖市）、市、县（含县级市、市辖区）四级，2013 年国务院机构改革调整以后，依次是中华人民共和国卫生和计划生育委员会（以下简称卫计委）、省级卫计委、市级卫计委、县级卫计委。

另外，国家中医药管理局是国务院卫计委管理的局，它是分管中医药事业的最高行政管理机构，接受国务院和卫计委的领导和管理。

（二）卫生服务组织

卫生服务组织是以保障居民健康为主要目标，直接或间接向居民提供医疗、预防、保健、康复、健康教育和健康促进等服务的组织。我国狭义的卫生服务组织包括医疗服务组织、疾病预防控制组织、妇幼保健组织、健康教育组织和卫生信息组织；广义的卫生服务组织包括医学科研组织和医学教育组织等。

1. 医疗服务组织

医疗服务组织是指经过卫生行政部门批准，获得《医疗机构执业许可证》，以承担治疗疾病为主，预防、康复、健康咨询相结合，为保障居民健康进行医学服务的专业组织。我国医疗服务组织包括医院、疗养院、社区卫生服务机构、卫生院、门诊部、诊所（医务室）以及村卫生室等。

2. 疾病预防控制组织

疾病预防控制组织是指运用预防医学理论、技术，进行疾病预防、疾病控制监测、科研与培训相结合的专业机构。包括中国疾病预防控制中心、地方疾病预防控制中心、食品卫生检验所和专科防治机构等。疾病预防控制中心的主要任务是：疾病预防与控制、突发公共卫生事件应急处置、疫情报告及健康教育与健康促进、技术管理与应用研究指导。不同级别的疾病预防与控制组织的职责根据其管理范围的不同而有一定的区别。

3. 妇幼保健组织

妇幼保健组织是指从事妇幼卫生业务工作的专业组织，妇幼保健组织以妇幼人群的预防保健为首任，指导基层妇幼工作为重点，保健与临床医疗相结合，负责妇幼卫生监测，实施《中华人民共和国母婴保健法》规定的任务。包括地方各级的妇幼保健院以及下设的妇幼保健院所、儿童保健院所等。

（三）卫生第三方组织

第三方组织也称非政府组织，是指以促进经济发展和社会进步为目的，独立于政府的社会组织。我国卫生第三方组织主要包括与卫生相关的学会、协会和基金会等。目前国内卫生领域比较有名的学会主要有中华医学会、中华预防医学会、中华护理学会等；协会主要有中国红十字会、中国医师协会、中国医院协会等；基金会主要有中国肝炎防治基金会、中国健康促进基金会、中国预防性病艾滋病基金会等。

二　卫生服务

（一）卫生服务

卫生服务是针对个人和人群进行的有益于健康的医学行为的全方位的人性化的管理和看护。卫生服务是指卫生系统/卫生组织使用/借助一定的卫生资源，向居民提供医疗、预防、保健、康复等各种活动的总称。因此，卫生服务的数量和质量受到所使用卫生资源数量和质量的影响。新中国成立至今，我国的卫生服务数量和质量发生了根本性的改变，尤其是近 10 年基层卫生服务数量的变化巨大（见表 1—1）。同时，居民的健康状况也发生了翻天覆地的变化，代表居民健康状况的三大指标：人均期望寿命、婴儿死亡率和孕产妇死亡率变化详情见表 1—2。

表 1—1　　　　2005、2010 和 2014 年我国基层
医疗卫生服务机构诊疗人次

诊疗人次　　　　年份	乡镇卫生院诊疗人次数（万人次）	社区卫生服务中心诊疗人次数（万人次）	社区卫生服务站诊疗人次数（万人次）	合计（万人次）
2005	67900.0	5938.5	6281.5	80120
2010	87400.0	34740.4	13711.1	135851.5
2014	102866.0	53618.8	14912.0	171396.8

数据来源于历年《中国卫生统计年鉴》。

表 1—2 1949、1995、2005 和 2014 年
我国居民主要健康状况指标

健康状况 年份	人均期望寿命 （岁）	婴儿死亡率 （‰）	孕产妇死亡率 （1/10 万）
1949	35.0	200.0	1500.0
1995	61.0	36.4	61.9
2005	72.0	19.0	47.7
2014	73.5	8.9	21.7

数据来源于历年《中国卫生统计年鉴》。

（二）基本医疗

党的十八大明确提出"完善国民健康政策，为群众提供安全、有效、方便、价廉的公共卫生和基本医疗服务"的要求。《中共中央国务院关于深化医药卫生体制改革的意见》指出"要把基本医疗卫生制度作为公共产品向全体人民提供"。"健康中国 2020"的总目标是：到 2020 年，完善覆盖城乡居民的基本医疗卫生制度，实现人人享有基本医疗卫生服务。基本医疗卫生服务包括基本医疗服务和基本公共卫生服务。基本公共卫生服务范围及保障措施已有比较明确的界定，陈竺指出，公共卫生服务范围，包括疾病预防控制、计划免疫、健康教育、卫生监督、妇幼保健、精神卫生、卫生应急、急救、采血服务以及食品安全、职业病防治和安全饮水 12 个领域。而基本医疗服务的概念、内涵、实施路径和保障措施却尚未明晰，一直存在较多争议。目前国内对基本医疗服务内涵与外延的界定尚未明确与统一，但普遍存在广义和狭义两种理解。广义

的基本医疗服务指凡是"健康需要"就应该属于基本医疗服务，体现了公平性。狭义的基本医疗服务指现阶段能够实现的、最大成本—效益的、充分体现公平性、基本免费的、在基层卫生机构可以开展的服务。基于国内外研究现状和基本医疗服务的基本特征，基本医疗服务的概念应为：国家根据经济社会发展水平和医疗服务能力，通过一定的制度保障，采用适宜技术、基本药物和基本设施，在财政能力范围内，按照规范诊疗程序为国民公平提供健康所必需且成本—效益较好的急慢性疾病的诊断、治疗和康复等医疗服务。基本医疗服务具有变动性、地域性和阶段性特点，是一个动态的、不断发展变化的概念。

三　分级诊疗

正如《国务院办公厅关于推进分级诊疗制度建设的指导意见》的文件中表述的那样，建立分级诊疗制度，是合理配置医疗资源、促进基本医疗卫生服务均等化的重要举措，是深化医药卫生体制改革、建立中国特色基本医疗卫生制度的重要内容，对于促进医药卫生事业长远健康发展、提高人民健康水平、保障和改善民生具有重要意义。所谓分级诊疗制度，就是按照疾病的轻、重、缓、急及治疗的难易程度进行分级，不同级别的医疗机构承担不同疾病的治疗（常见病、多发病在基层医疗卫生机构治疗，疑难病、危重病在大医院治疗），并按病情变化情况进行及时便捷的双向转诊，从而建立科学有序的诊疗秩序，确保病人得到适宜治疗。分级诊疗制度的核心政策措施可概括为：基层首诊、双向转诊、急慢分治、上下联动。

基层首诊。要坚持群众自愿、政策引导，所谓的基层首诊是指鼓励并逐步规范参加职工基本医疗保险、城镇居民基本医疗保险和新型农村合作医疗保险的参保人员，在患有常见病和多发病时原则上应选择居住地或发病时所在地附近的基层医疗卫生机构就诊，对于超出基层医疗卫生机构功能定位和服务能力的疾病，由基层医疗卫生机构为患者提供转诊服务。

双向转诊。坚持科学就医、方便群众、提高效率，完善双向转诊程序，建立健全转诊指导目录，重点畅通慢性期、恢复期患者向下转诊渠道，逐步实现不同级别、不同类别医疗机构之间的有序转诊。

急慢分治。明确和落实各级各类医疗机构急慢病诊疗服务功能，完善治疗—康复—长期护理服务链，为患者提供科学、适宜、连续性的诊疗服务。急危重症患者可以直接到二级以上医院就诊。

上下联动。引导不同级别、不同类别医疗机构建立目标明确、权责清晰的分工协作机制，以促进优质医疗资源下沉为重点，推动医疗资源合理配置和纵向流动。

第二节　我国医疗卫生服务体系的构成

依据我国城乡二元化的结构，我国的医疗卫生服务体系又可划分为城市医疗卫生服务体系和农村医疗卫生服务体系。城市医疗卫生服务体系是指城市两级医疗卫生服务网络，农村医疗卫生服务体系是指县、乡、村三级医疗卫生服务网络。

经过长期发展，我国已经建立了由医院、基层医疗卫生机构、专业公共卫生机构等组成的覆盖城乡的医疗卫生服务体系。

一 我国城市医疗卫生服务体系的构成

新中国成立以来我国城市医疗卫生服务体系一直实行的是市中心医院、区中心医院和基层医疗卫生机构这样的三级体系。直到2006年，我国明确提出把城市医疗卫生服务体系整合为目前的由区域医疗中心（包括综合医院、专科医院和中医院等）和社区卫生服务中心（包括社区卫生服务站、社区医院或街道医院、诊所等）构成的新型城市两级医疗卫生服务体系。我国城市医疗卫生服务体系以社区卫生服务为基础、社区卫生服务机构与医院和预防保健机构分工协作，保障城市居民的健康需求。如图1—1所示。社区卫生服务组织提供基本公共卫生服务和基本医疗服务，以社区居民为服务对象，以妇女、儿童、老年人、慢性病人、残疾人、精神障碍等为服务重点，以上门服务和主动服务为主，是融公共卫生、基本医疗、预防、保健、康复、健康教育和促进及计划生育为一体的综合性服务。区域医院承担区域内的急危重症和疑难杂症的诊疗和救治，以及医学教育和科研等其他工作。区域内其他卫生服务机构如妇幼保健院、疾病预防控制中心与社区卫生服务机构相互协作，为城市居民提供全方位的公共卫生服务。

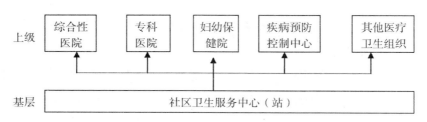

图 1—1 城市医疗卫生服务体系

区域医院有公立医院和社会办医院，它们在功能定位和机构设置、床位配置等方面的详情如下。

（一）公立医院

1. 功能定位

公立医院是我国医疗服务体系的主体，应当坚持维护公益性，充分发挥其在基本医疗服务提供、急危重症和疑难病症诊疗等方面的骨干作用，承担医疗卫生机构人才培养、医学科研、医疗教学等任务，承担法定和政府指定的公共卫生服务、突发事件紧急医疗救援、援外、国防卫生动员、支农、支边和支援社区等任务。

市办医院主要向地市级区域内居民提供代表本区域高水平的综合性或专科医疗服务，接受下级医院转诊，并承担人才培养和一定的科研任务以及相应公共卫生和突发事件紧急医疗救援的任务。

省办医院主要向省级区域内若干个地市提供急危重症、疑难病症诊疗和专科医疗服务，接受下级医院转诊，并承担人才培养、医学科研及相应公共卫生和突发事件紧急医疗救援的任务。

部门办医院主要向跨省份区域提供疑难危重症诊疗和专科医疗服务，接受下级医院转诊，并承担人才培养、医学科研及相应公共卫生和突发事件紧急医疗救援等任务和技术支撑，带动医疗服务的区域发展和整体水平提升。

2. 机构设置

各级各类公立医院的规划设置要根据地域实际，综合考虑城镇化、人口分布、地理交通环境、疾病谱等因素合理布局。合理控制公立综合性医院的数量和规模，对于需求量大的专科医疗服务，可以根据具体情况设立相应的专科医院。在京津冀、长三角、珠三角等具备一体化发展条件的区域，可以探索打破行政区划的限制，跨区域统筹设置医疗卫生机构，推动资源优化调整，实现大区域范围内资源共享，提高配置效率。

在地市级区域依据常住人口数，每 100 万—200 万人口设置 1—2 个市办综合性医院（含中医类医院，下同），服务半径一般为 50 公里左右。地广人稀的地区人口规模可以适当放宽。其中，每个地市级区域原则上至少设置 1 个市办中医类医院，暂不具备条件的，可在市办综合医院设置中医科或民族医科室。在地市级区域应根据需要规划设置儿童、精神、妇产、肿瘤、传染病、康复等市办专科医院（含中医类专科医院）。

在省级区域划分片区，依据常住人口数，每 1000 万人口规划设置 1—2 个省办综合性医院，同时可以根据需要规划设置儿童、妇产、肿瘤、精神、传染病、职业病以及口腔、康复等省办专科医院（含中医类专科医院）。在省级区域内形成功能比较齐全的医疗服务体系。

按照统筹规划、提升能级、辐射带动的原则，在全国规划布局设置若干部门办医院。

3. 床位配置

根据常住人口规模合理配置公立医院床位规模，重在控制床位的过快增长。各地应结合当地实际情况，参考以下指标研究制定本地区公立医院床位层级设置：每千常住人口公立医院床位数 3.3 张（含妇幼保健院床位）。其中，市办医院床位数 0.9 张，省办及以上医院床位数 0.45 张，国有和集体企事业单位等举办的其他公立医院床位数调减至 0.15 张。实行分类指导，每千常住人口公立医院床位数超过 3.3 张的，原则上不再扩大公立医院规模，鼓励有条件的地区对过多的存量资源进行优化调整。对医疗卫生服务资源短缺、社会资本投入不足的地区和领域，政府要加大投入，满足群众基本医疗卫生服务需求。中医类医院床位数可以按照每千常住人口 0.55 张配置。同时，可以按照 15% 的公立医院床位比例设置公立专科医院。

4. 单体规模

严格控制公立医院单体（单个执业点）床位规模的不合理增长，市办综合性医院床位数一般以 800 张左右为宜，500 万人口以上的地市可适当增加，原则上不超过 1200 张；省办及以上综合性医院床位数一般以 1000 张左右为宜，原则上不超过 1500 张。专科医院的床位规模要根据实际需要合理设置。

（二）社会办医院

社会办医院是医疗卫生服务体系不可或缺的重要组成部分，是满足人民群众多层次、多元化医疗服务需求的有效途径。社会办医院可以提供基本医疗服务，与公立医院形成有序竞争；可以提供高端服务，满足非基本需求；可以提供康复、老年护理等紧缺服务，对公立医院形成补充。

到 2020 年，按照每千常住人口不低于 1.5 张床位为社会办医院预留规划空间，同步预留诊疗科目设置和大型医用设备配置空间。放宽举办主体要求，进一步放宽中外合资、合作办医条件，逐步扩大具备条件的境外资本设立独资医疗机构试点。放宽服务领域要求，凡是法律法规没有明令禁入的领域，都要向社会资本开放。优先支持举办非营利性医疗机构。引导社会办医院向高水平、规模化方向发展，发展专业性医院管理集团。支持社会办医院合理配备大型医用设备。加快办理审批手续，对具备相应资质的社会办医院，应按照规定予以批准，简化审批流程，提高审批效率。

完善配套支持政策，支持社会办医院纳入医保定点范围，完善规划布局和用地保障，优化投融资引导政策，完善财税价格政策，社会办医院医疗服务价格实行市场调节价。鼓励政府购买社会办医院提供的服务。加强行业监管，保障医疗质量和安全。

二　我国农村医疗卫生服务体系的构成

农村卫生始终是我国卫生工作的重点。加强和完善农村医疗卫生服务体系建设，是建设社会主义新农村的重要内容，是全面实现小康社会、建设美丽中国、魅力乡村的迫切要求。

农村医疗卫生服务体系是以县级医疗卫生服务组织为龙头，乡镇卫生院为主体，村卫生室为基础的医疗卫生服务组织体系，一般称为"农村三级医疗卫生服务网络"，如图1—2所示。农村三级医疗卫生服务网络主要承担着辖区内居民常见病和多发病的医疗及危急重症病人的抢救、预防保健、妇幼卫生、健康教育、生殖健康和计划生育的优生优育指导等任务，以及为辖区内居民获得基本公共卫生服务提供保障。

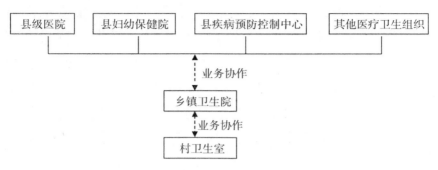

图1—2　农村医疗卫生服务体系

（一）县医院

县级医院作为县域内的医疗卫生服务中心，是连接城市大医院与基层医疗卫生服务机构的桥梁和纽带。主要承担县级区域内居民的常见病、多发病诊疗，急危重症抢救与疑难病转诊，培训和指导基层医疗卫生机构人员，相应公共卫生服务职能以及突发事件紧急医疗救援等工作，是政府向县级区域内居民提供基本医疗卫生服务的重要载体。在县级区域依据常住人口数，原则上设置1个县办综合医院和1个县办中医类医院（含中医、中西医结合、民族医院等）。中医类资源缺乏，难以设置中医类医院的县，可在县办综合医院设置中医科或民族医科室。民族地区、民族自治地方的县级区域优先设立民族医院。50万人口以上的县可适当增加公立医院数量。县办综合性医院床位数一般以500张左右为宜，50万人口以上的县可适当增加，100万人口以上的县原则上不超过1000张，每千常住人口医院床位数为 1.8 张。

（二）乡镇卫生院

乡镇卫生院负责提供公共卫生服务和常见病、多发病的诊疗等综合服务，并承担对村卫生室的业务管理和技术指导。乡镇卫生院按照乡镇办事处行政区划或一定服务人口进行设置。到 2020 年，实现政府在每个乡镇办好 1 所标准化建设的乡镇卫生院，全面提升乡镇卫生院服务能力和水平，综合考虑城镇化、地理位置、人口聚集程度等因素，可以选择 1/3 左右的乡镇卫生院提升服务能力和水平，建设中心乡镇卫生院。有条件的中心乡镇卫生院可以建设成为县办医院分院。在床位设置方面，乡镇卫生院按照所承担的基本任务和功能合理确定机构床位规模，重在提升床位质量，提高使用效率。到 2020 年，每千常住人口医疗卫生机构床位数达到 1.2 张，重点加强护理、康复病床的设置。

（三）村卫生室

村卫生室承担行政村的公共卫生服务及一般疾病的诊治工作。村卫生室是守护广大农村居民健康的第一道防线，合理确定村卫生室的配置数量和布局，对维护农村居民的健康尤为重要，因此，要根据乡镇卫生院覆盖情况以及服务半径、服务人口等因素合理设置。原则上每个行政村应当设置 1 个村卫生室。个体诊所等其他基层医疗卫生机构的设置，不受规划布局限制，实行市场调节的管理方式。

三　我国基层医疗卫生体系的构成

基层医疗卫生服务体系是提供公共卫生与基本医疗服务的重要载体，包含城市医疗卫生服务体系和农村医疗卫生服务体系中的基层部分。城市基层医疗卫生服务体系是指以社区卫生服务中心为主体的新兴城市医疗卫生服务体系，而农村基层医疗卫生服务体系是指以乡镇卫生院为骨干、村卫生室为基础的医疗卫生服务体系。

基层医疗卫生机构贴近居民群众，熟悉社区和乡村情况，具备一定的医疗卫生服务能力，采用质优价廉的基本药物，预防为主，防治结合，服务成本比较低，在为城乡居民提供安全、方便的基本医疗服务方面具有不可替代的作用。基层医疗卫生机构的主要职责是提供预防、保健、健康教育、计划生育等基本公共卫生服务和常见病、多发病的诊疗服务以及部分疾病的康复、护理服务，向医院转诊超出自身服务能力的常见病、多发病及危急和疑难重症病人。我国基层医疗卫生机构主要包括乡镇卫生院、社区卫生服务中心（站）、村卫生室、医务室、门诊部（所）和军队基层卫生机构等。

乡镇卫生院和社区卫生服务中心负责提供基本公共卫生服务，以及常见病、多发病的诊疗、护理、康复等综合服务，并受县级卫生计生行政部门委托，承担辖区内的公共卫生管理工作，负责对村卫生室、社区卫生服务站的综合管理、技术指导和乡村医生的培训等。乡镇卫生院分为中心乡镇卫生院和一般乡镇卫生院，中心乡镇卫生院除具备一般乡镇卫生院的服务功能外，还应开展普通常见手术等，着重强化医疗服务能力并承担对周边区域内一般乡镇卫生院的技术指导工作。

村卫生室、社区卫生服务站在乡镇卫生院和社区卫生服务中心的统一管理和指导下，承担行政村、居委会范围内人群的基本公共卫生服务和普通常见病、多发病的初级诊治、康复等工作。

　　单位内部的医务室和门诊部等基层医疗卫生机构负责本单位或本功能社区的基本公共卫生和基本医疗服务。

　　其他门诊部、诊所等基层医疗卫生机构根据居民健康需求，提供相关医疗卫生服务。政府可以通过购买服务的方式对其提供的服务予以补助。

　　总之，新中国成立以来，我国医疗卫生服务体系得到快速的发展和壮大，近几年，尤其是基层卫生服务机构如社区卫生服务中心/站和专业公共卫生机构如妇幼保健院/所和卫生监督所/中心等发展迅速。截至 2014 年年底，我国有医疗卫生服务机构 98.14 万个，其中医院 2.59 万个，基层医疗卫生机构 91.73 万个，专业公共卫生机构 3.50 万个，其他相关机构 0.32 万个；卫生人员 1023.42 万名，其中卫生技术人员 758.98 万名；床位 660.12 万张。每千人口卫生技术人员 5.56 人，每千常住人口拥有医疗卫生机构床位 4.85 张、执业（助理）医师 2.12 名、注册护士 2.20 名。我国医疗卫生服务机构数详情见表 1—3 至表 1—6。

表 1—3　　　　　　2005、2010 和 2014 年我国

医疗卫生服务机构数　　　　单位：个

机构种类 年份	医院	基层医疗 卫生机构	专业公共 卫生机构	合计
2005	18703	849488	11177	879368
2010	20918	901709	11835	934462
2014	25860	917335	35029	978224

数据来源于历年《中国卫生统计年鉴》。

表1—4　　2005、2010和2014年我国医院机构数　　单位：个

年份 ＼ 医院种类	综合医院	中医院	专科医院	合计
2005	12982	2620	2682	18284
2010	13681	2778	3956	20415
2014	16524	3115	5478	25117

数据来源于历年《中国卫生统计年鉴》。

表1—5　　　　　　　2005、2010和2014年我国

基层卫生机构数　　单位：个

年份 ＼ 机构种类	社区卫生服务中心（站）	街道卫生院	乡镇卫生院	村卫生室	门诊部（所）	合计
2005	17128	787	40907	583209	207457	849488
2010	32739	929	37836	648424	181781	901709
2014	34238	595	36902	645470	200130	917335

数据来源于历年《中国卫生统计年鉴》。

表1—6　　　　　　　2005、2010和2014年我国

专业公共卫生机构数　　单位：个

年份 ＼ 机构种类	疾病预防控制中心	专科疾病防治院/所/站	妇幼保健院/所/站	卫生监督所/中心	合计
2005	3585	1502	3021	1702	9810
2010	3513	1274	3025	2992	10804
2014	3490	1242	3098	2975	10805

数据来源于历年《中国卫生统计年鉴》。

第三节 我国医疗卫生服务体系存在的问题

新中国成立至今，我国医疗卫生服务体系取得了快速的发展，机构、床位和人员数都形成了一定的规模，奋战在医疗卫生服务体系的医护人员为守护城乡居民的健康做出了巨大的贡献。然而，随着改革开放的进一步深入，城镇化率的不断提高，户籍人口与外来人口公共服务二元结构矛盾日益凸显。被纳入城镇人口统计的2亿多农民工及其随迁家属尚未与城镇居民平等享受医疗、养老等基本公共服务。同时，随着中小城镇快速发展，人口加速聚集，近1亿左右农业剩余人口需转移和落户城镇，城市医疗卫生资源供需矛盾将更加突出，医疗卫生资源布局调整面临更大挑战。加之计划生育政策的持续调整，二孩政策的全面推开，新增出生人口的不断增加，对包括医疗卫生机构在内的公共资源造成压力，特别是大中城市妇产、儿童、生殖健康等相关医疗保健服务的供需矛盾将更加突出。医改的不断深化也对公立医院数量规模和资源优化配置提出了新的要求，我国医疗卫生服务体系面临着巨大的挑战和压力，医疗卫生资源总量不足、结构不平衡、服务体系碎片化、部分公立医院单体规模不合理扩张等问题依然突出。

一 医疗卫生资源总量不足

医疗卫生资源总量不足，尤其是卫生人力资源的严重短缺和结构不平衡。

　　2004—2014 年，这十来年间，我国医疗卫生机构总诊疗人次数由 2004 年的 39.91 亿人次数增加到 2014 年年底的 76 亿人次数，年复合增长率为 6.65%；住院人数由 2004 年的 6657 万人次增加到 2014 年年底的 2.04 亿人次，年复合增长率为 11.87%。与人民群众日益增长的服务需求相比，医疗资源总量供给不足，尤其是卫生人力资源的短缺严重，结构不平衡问题依然突出。

　　医疗卫生资源的短缺直接影响到卫生服务总量的供给，尤其是卫生人力资源的短缺带来的问题比较严重，因为卫生人力资源的培养和成长周期较长。根据世界卫生组织发布的《世界卫生统计 2011》表明，截至 2010 年年底每万人拥有医生数，欧美各国就已经达 30—49 人，古巴最多达 64 人，而中国截至 2014 年年底仅有 21.2 人；2014 年年底每千常住人口注册护士数 2.12 名，虽已达到 WHO 提出的平均指标（2.0），然而与发达国家的平均水平（6—8）比较仍相去甚远；另外 WHO 提出医护比为 1：2—4，发达国家的平均水平为 1：4.7—5，而我国截至 2014 年年底仅为 1：1.4。这表明，目前中国的医护人员总量不足和比例不合理现象仍然突出。

　　2015 年 3 月国务院办公厅发布的《全国医疗卫生服务体系规划纲要（2015—2020 年）》（以下简称"规划纲要"）指出，到 2020 年，我国医疗卫生人才规模与人民群众健康服务需求相适应。须达到以下指标：每千常住人口执业（助理）医师数达到 2.5 人，注册护士数达到 3.14 人，医护比达到 1：1.25，市办及以上医院床位护士比不低于 1：0.6，公共卫生人员数达到 0.83 人。而目前，我国医疗卫生人才资源要素之间配比结构失衡、质量不高现象明显。截至 2014 年年底，每千常住人口执业（助理）医师 2.12 名，注册护士 2.20 名，医护比仅为 1：1.04；另外，现有的这些卫生技术人员的学历结构有待改善和进一步提高，其中，执业（助理）医师中，大学本科及以上学历者占比仅为 45%；注册护士中，大学本科及以上学历者占比仅为 10%。另外，从区域分布上来看，中西部发展不协调，西部地区医疗卫生人力资源明显较低。到 2020 年要推动 1 亿左右农业转移人口和其他常住人口在城镇落户，约 1 亿人在中西部地区就近城镇化，部分地区医疗卫生人力资源供需矛盾将更加突出。

二 医疗服务体系整合不够

现有的医疗卫生服务体系整合不够，现有的功能未很好发挥，彼此功能越位和错位现象频现。公立医院、专业公共卫生机构、基层医疗卫生机构以及社会办医院之间的分工协作不够，服务呈现碎片化现象。具体表现如下。

（一）未做到防治很好地结合

专业公共卫生机构对公立医院、基层医疗卫生机构和社会办医院开展公共卫生服务指导和培训不够，彼此之间的信息共享与互联互通等协作机制还不完善。特别是在高血压、糖尿病、肿瘤等慢性病的联防联控方面，专业公共卫生机构和医疗机构的职责和功能定位不够明确，而专业公共卫生机构缺乏对治疗结核病、艾滋病等重点传染病以及职业病、精神疾病等病人的主体方综合性医院或者专科医院公共卫生工作的有效技术指导和考核。综合性医院及相关专科医院依托相关科室，与专业公共卫生机构合作承担辖区内一定的公共卫生任务的补偿和服务购买机制不完善，影响其开展相关工作的积极性。

（二）不同层级医疗机构间的上下联动工作不到位

随着老龄化的加剧和慢性病病人的增加，不同层级医疗机构间通过合理分工和协作，共同完成疾病治疗—康复—护理服务等一体化的过程是社会发展和居民健康的迫切需求。然而目前医疗卫生服务体系在这方面才刚刚起步，公立医院普通门诊规模占比还较大，支持和引导病人优先到基层医疗卫生机构就诊政策落实还不到位，甚至是力度不够。基层医疗卫生机构逐步承担公立医院的普通门诊、康复和护理等服务比重还不够。要形成医院与基层医疗卫生机构之间的分工协作机制，逐步实现基层首诊、双向转诊、上下联动、急慢分治的格局，促进优质医疗资源纵向流动，建立医院与基层医疗卫生机构之间共享诊疗信息、开展远程医疗服务的信息渠道，尚需时日。

（三）多元办医协同发展格局尚未形成

目前社会力量与专业公共卫生机构的合作不够，其参与公共卫生工作的机制尚未形成，政府通过购买服务等方式，鼓励和支持社会力量参与公共卫生工作的相关政策还不到位。社会办医疗机构与公立医疗卫生机构的协同发展格局尚未形成，医疗卫生资源的整体效率有待提高。社会办医疗机构在重点专科建设，引进和培养人才，提升学术地位方面尚未享有和公立医疗机构相当的待遇，其与医疗保障机构、公立医疗机构等信息系统的互联互通有待加强。

（四）医养结合任重而道远

目前医疗机构与养老机构的合作远远不够，医疗机构与养老机构之间的业务协作机制缺乏，养老机构与医疗机构的预约就诊绿色通道尚未有效开通，在老年人慢性病管理和康复护理方面的合作需加强。未来应推动中医药与养老结合，充分发挥中医药"治未病"和养生保健优势。建立和提高医疗机构为老年人提供便捷、优先医疗服务的能力。支持有条件的医疗机构设置养老床位。推动二级以上医院与老年病医院、老年护理院、康复疗养机构之间的转诊与合作。在养老服务中充分融入健康理念，加强医疗卫生服务支撑。支持有条件的养老机构设置医疗机构。统筹医疗服务与养老服务资源，合理布局养老机构与老年病医院、老年护理院等，研究制定老年康复、护理服务体系专项规划，形成规模适宜、功能互补、安全便捷的健康养老服务网络。更要大力发展社区健康养老服务，尤其要提高社区等基层医疗卫生服务机构为老年人提供日常护理、康复、健康教育和咨询、中医养生保健以及慢性病管理等服务的能力，鼓励基层医疗卫生服务机构将护理服务延伸到居民家庭。

三　各级医疗机构错位发展

各级医疗机构错位发展，原有的功能定位紊乱。在计划经济体制下，农村的县、乡、村三级卫生保健网以及城市的医院、社区卫生服务机构之间分工协作较好，加上医疗保健制度的配合，较好地解决了城乡居民的医疗保健需求。随着我国由计划体制向市场体制转变，各级医疗机构之间由原来分工协作为主转变为以竞争为主。

本来80%以上的患者应该在一级、二级医疗机构看病，三级医院集中解决20%的疑难重症，但现实恰恰相反，三级医院人满为患、门庭若市，基层医院门可罗雀、难以维持。即使在一些开展双向转诊或分级诊疗试点的地区，也往往只见病人转上、不见转下。其原因主要是医疗机构之间的利益关系未理顺，仍以竞争为主，缺乏分工协作；对患者缺乏有效的医保激励约束机制；缺乏明确可操作的转诊规范。

四 部分公立医院不合理扩张

医院的治疗床位数是医院规模大小的重要指标，我国用于治病的医疗床位主要集中在大中城市。近些年，由于就医模式和就医流向的影响，大型公立医院扩张速度较快，常见病和多发病占其日常门诊总量的比重较高，部分公立医院单体规模不合理扩张问题仍然突出。

第四节 新医改下分级诊疗建设驶入快车道

欧美等发达国家以社区首诊为核心的"守门人"制度以及分级诊疗的体系建设已趋完善。而我国分级诊疗制度的完善仍然任重而道远，让城镇居民"小病在社区，大病进医院，康复回社区"，是我国城市医疗卫生改革的目标之一。2006年《国务院关于发展城市卫生服务的指导意见》中明确提出：建立分级诊疗和双向转诊制度，探索开展社区首诊制试点。2009年我国新医改方案中明确提出了健全基层医疗卫生服务体系，建立城市医院与社区卫生服务机构的分工协作机制，引导一般诊疗下沉到基层，逐步实现社区首诊、分级医疗和双向转诊，缓解目前"看病难、看病贵"的就医矛盾。2011年10月底，卫生部召开"十二五"医疗服务体系建设发展规划研讨会，提出要建立分级诊疗就医模式。2012年10月国务院印发的《卫生事业发展"十二五"规划》中再次强调要建立城乡基层医疗卫生机构和医院之间分工协作的工作机制。新增的医疗卫生资源重点投向农村和城市社区等薄弱环节，保证基本医疗服务的可及性，优先发展基层医疗卫生机构。2015年9月国务院印发《关于推进分级诊疗制度建设的指导意见》（以下简称《意见》）指出要建立分级诊疗制度，提出以常见病、多发病、慢性病分级诊疗为突破口，形成科学合理就医秩序，逐步建立符合国情的分级诊疗制度，争取到2020年逐步形成基层首诊、双向转诊、急慢分治、上下联动的分级诊疗制度。总之，我国医改推进过程中，分级诊疗制度是一项必要的改革举措，已经成为我国医疗卫生服务体系改革的出路之一，影响到医改的进程，甚至事关医改的成败。

一　新医改下分级诊疗有序推进

2011年10月底，卫生部召开"十二五"医疗服务体系建设发展规划研讨会，提出要建立分级诊疗就医模式。2012年10月国务院印发的《卫生事业发展"十二五"规划》中再次强调要建立城乡基层医疗卫生机构和医院之间分工协作的工作机制。2013年，一些省市结合公立医院改革进行分级诊疗的尝试，分级诊疗逐渐作为医改中的一项重要内容并开始试点推动。2014年3月国务院常务会议上，李克强总理部署了2014年医改的5项重点工作，其中提到要继续深入推进医改，就是要合理把控公立大医院规模，优化医疗资源布局，完善分级诊疗与双向诊疗，为患者就近就医创造条件。另外，2014年，刘延东副总理对青海省分级诊疗试点多次批示，并在全国省部级干部深化医改研讨班上专门强调和部署。与此同时，一些省市开始进行整体设计和积极推动分级诊疗制度的建设，使改革进入一个新的阶段。2015年9月国务院印发《意见》指出要建立分级诊疗制度，并提出了该制度的明确目标和实施时间节点，至此，分级诊疗制度已被决策层提高到战略高度。

二　新医改下分级诊疗面临机遇

由2009年新医改初提分级诊疗到2015年《意见》的出台，这一系列紧锣密鼓政策和步骤的推进，综上可知，政府对推行分级诊疗的重视程度越来越高，对分级诊疗的规定也说得越来越明晰和具体，这正说明，当下随着新医改的不断深入和推进，分级诊疗面临着巨大的发展机遇。分级诊疗的推行涉及医疗、医药、医保、患者引导等方面，需要体制和机制的系统联动和改革，需要多部门的参与和政府的重视，其推行的广度和深度才理想。

（一）新医改建立了新的体制机制为分级诊疗营造了良好环境

2009年新医改方案提出"坚持公共医疗卫生的公益性质，坚持预防为主，以农村为重点"的指导思想，提出"为群众提供安全、有效、方便、价廉的医疗卫生服务"。坚持把基本医疗卫生制度作为公共产品向全民提供，坚持保基本、强基层、建机制的基本原则。新医改明确了当时的重点任务，2013年党的十八届三中全会明确提出"完善合理分级诊疗模式，建立社区医生和居民契约服务关系"。2013年国家卫计委在《深化医药卫生体制改革》中指出深化医改的重点任务是深化基层医疗卫生综合改革，转服务模式，逐步建立分级诊疗、双向转诊制度，并积极推进家庭签约医生服务模式，建立全科医生与居民契约服务关系。

（二）新医改已有的成效为分级诊疗制度的建立奠定了基础

1. 新医改建立起来的基层医疗卫生服务体系为分级诊疗搭起了框架

新改从基层入手，投入大量公共财政，改善基层医疗卫生机构的条件，大力推进乡镇卫生院、城市社区卫生服务中心等基层医疗卫生服务机构的综合改革，新建和改造基层医疗卫生机构，尤其是加强村医网点建设，打造方便、快捷、优质的15分钟健康服务圈，广泛开展社区卫生服务，建立起比较完善的基层医疗卫生服务体系，不出社区和乡村就能得到卫生服务。

2. 政府加大对基层医疗机构的投入

新医改过程中调整和完善了补偿机制，采取合理配置机构、添置设施设备、改善就医环境、落实人员经费、规范药品采购等措施，财政投入了大量资金。实施药品收支两条线改革，破除以药养医，工作人员收入实行绩效工资，确保基层医疗服务机构提供基本医疗和公共卫生，增强了基层医疗服务的公益性。

3. 医保的全面覆盖使分级诊疗区别支付政策的实现有了基础

随着新医改的不断进行，我国医保已基本实现全面覆盖，2016 年还要相继整合城镇居民基本医疗保险和新农合，完成居民医疗保险整合的一大跨越，这为分级诊疗的推进、付费方式改革、医保分级报销等支撑政策的运行奠定了基础，是分级诊疗政策实施中医保费用引导的关键。

4. 基本药物制度降低了在基层医疗卫生机构就诊的费用

新医改提出建立基本药物制度，随着该制度在全国的建立和推开，特别是基层医疗卫生服务机构基本药物的实施，明显降低了这些机构的药品价格，使得在基层就医的患者获得了实惠，增加了基层医疗卫生服务机构的吸引力，有利于分级诊疗制度中基层首诊目标的实现。

本章小结

本章内容从几个层次阐述了分级诊疗制度在我国的提出。

首先，概念的提出由卫生组织的架构转移到卫生服务，再细化到基本医疗和分级诊疗的概念。其次，从我国城市、农村和基层医疗卫生服务体系的角度阐述了我国医疗卫生服务体系的构成和各自的功能。再次，从我国现有的医疗卫生服务体系存在问题的角度说明了现有医疗卫生服务体系在功能发挥方面的不足与欠缺，呼唤了在我国需要通过实施分级诊疗来改变现有医疗卫生服务体系存在的问题，实现为我国居民提供基本医疗卫生服务的能力和目标。最后，通过新医改以来出台系列文件和制度的角度描述了分级诊疗在新医改下的发展，特别是新医改的已有成效为分级诊疗的发展带来的契机。

第二章

基于分级诊疗的农村医疗
供需行为分析

近年来，随着社会经济体制的变革与卫生资源配置的持续性失调等实际问题的凸显，居民就医逐渐走向盲目与无序，致使"大医院门庭若市、小医院门可罗雀"，卫生资源浪费与短缺并存的局面产生。面对这种情况，2015年9月11日，国务院办公厅发布《关于推进分级诊疗制度建设的指导意见》，分级诊疗作为制度固定下来，明确要"以提高基层医疗服务能力为重点，以慢性病、常见病、多发病为突破口，逐步建立基层首诊、双向转诊、急慢分治、上下联动的分级诊疗制度"。我国是农业大国，分级诊疗在农村的顺利推行是落实我国分级诊疗制度的关键。农民的就医流向如何？农民对基层医疗机构的评价如何？分级诊疗在乡村医疗机构的实施情况如何？

此外，河南省为了促进和保障农村分级诊疗的实施，也出台了一系列政策，例如在促进基层首诊方面，2011年发布的《河南省人民政府办公厅关于进一步加强乡村医生队伍建设的实施意见》，通过加强对村卫生室的业务指导和管理，改善村卫生室的基础医疗条件，提升乡村医生能力，为分级诊疗"基层首诊"目标的实现提供了有力保障。在促进农民双向转诊方面，河南省推行开放性转诊政策，规定"参合人员门诊就诊的不需要办理转诊手续；参合人员住院就诊的，在县域内不需要办理转诊手续；县外就诊需要县级医疗机构开具转诊证明"。即河南农民就医转诊极为方便，县内县外就一道门槛，县内就医不需要办理转诊手续，县外就医只需县级医疗机构办理转诊证明，目的是极大地减少农民转诊的行政障碍，促进了农民的按需就医。

因此，本章内容，根据对河南省 145 个乡镇卫生院 214 个村卫生室 2938 个农户家庭的调查，了解农村的基本医疗供需情况以及分级诊疗在农村推行的具体环境以及在河南省分级诊疗相关政策实施的背景下农民的就医流向。

第一节　农村基层医疗机构的诊疗开展状况

分级诊疗是新医改的重点工作之一。但由于现阶段人、财、物等医疗资源的错配和顶层设计的不完善，使得我国的分级诊疗体系尚未取得实质性的进展。而要真正实现分级诊疗，必须了解我国分级诊疗开展的现状，那么，在农村了解基层医疗机构的分级诊疗实施情况则显得尤为重要。

一　基层医疗机构的诊疗情况

在农村，基层医疗机构包括乡镇卫生院与村卫生室，它们是分级诊疗服务体系中的重要部分，承担着为广大农民提供基本医疗服务的责任。

（一）村卫生室诊疗人次平均在4000左右

村卫生室作为最基层的医疗机构，其基本诊疗情况是了解分级诊疗制度执行情况的基础。在农村基线数据调查的194个有效样本中（见表2—1），2014年村卫生室诊疗人次数均值为4890.40人次，最多的村庄诊疗人次数高达38671人次，而最低诊疗人次数村庄为0人次，这可能与村庄人数与村卫生室设施情况等有关；在194个村庄样本中，诊疗人次数为4000人次的居多数；且把诊疗人次数按大小顺序自上而下排列，发现诊疗次数在3800人次处于中间位置；通过均值与众数比较可以发现，河南各村庄的诊疗人次数更多，一般在4000人次左右。

表2—1　　　　村卫生室诊疗人次数基本情况　　　　单位：个

诊疗人次数	均值	中值	众数	极小值	极大值	合计
人次数	4890.40	3800	4000	0	38671	948737

有效样本：194，缺失值：20。

（二）乡镇卫生院诊疗人次均值在3万人次左右

进一步了解各级机构的分级诊疗执行情况，就需要了解上一层级即乡镇卫生院诊疗的基本情况。不同于村庄的是，乡镇人口数较多、设施完备，所以诊疗人次数上与村庄存在很大差异。如表2—2所示，在104个有效样本中，各个乡镇2014年诊疗均值为31071.08人次，相比表2—1中，村庄的4890.40人次差异明显，表明村卫生室与乡镇就医人次数差距依然很大；把诊疗次数按大小顺序自上而下排列，发现诊疗次数在10000人次处于中间位置；而诊疗人数在4200人次的乡镇最多，远远低于均值与平均值；

乡镇诊疗人数最多的为 300000 人次，最少的则为 2 人次，其差距明显。从乡镇卫生院诊疗人次的众数与中值、均值差异，以及极大值与极小值差异可以看出，2014 年河南各乡镇的卫生院诊疗人次差异较大。

表 2—2　　　　　　乡镇卫生院诊疗基本情况　　　　　单位：个

诊疗人次数	均值	中值	众数	极小值	极大值	合计
人次数	31071.08	10000	4200	2	300000	3262463

有效样本：104，缺失值：41。

二　基层医疗机构的双向转诊情况

双向转诊是根据病情与健康需要而进行的不同级别、不同类别医疗机构间的有序转诊。双向转诊是分级诊疗的基本内容之一，对双向转诊的执行情况进行调查与研究，是完善分级诊疗制度建设的关键基础。

（一）村卫生室转诊情况

1. 村卫生室向上转诊人数有限

表 2—3 的数据显示，村卫生室在 2014 年上转人次合计 25863 人，均值为 153.95 人次，对比表 2—2 中的数据可知，2014 年村卫生室上转人次总和占合计诊疗人次的 2.72%；在 168 个村庄中，上转人次中间值为 50 人次；最多的村庄为 3000 人次，最少的则没有上转人次，村庄之间差距较为明显。可以看得出来，村卫生室向上转诊数量较高。这与村卫生室的设施完备程度、医疗技术水平有一定的联系。受地理、资金等因素的限制，村卫生室转诊情况较多。

表 2—3　　　　　　　村卫生室向上转诊情况　　　　单位：个

上转病人	均值	中值	众数	极小值	极大值	合计
人次数	153.95	50	0	0	3000	25863

有效样本：168，缺失值：46。

2. 村卫生室接收下转人次极少

病人的双向转诊不仅包括上转诊疗，还包括下转诊疗。表 2—4 所示，2014 年上级医院向下转诊至村卫生室病人均值为 33.40 人次；在 145 个村庄样本中，向下转诊的人次众数为 0，说明大部分村庄卫生室没有从上级医疗机构转诊过来的病人；2014 年接收下转诊疗最多人次的为 558 人次，最少人次为 0 人次，下转合计人数（4843）占总诊疗人次（948737）的 0.51%，占总转诊人数的 15.77%。

与上转人次的合计 25863 人次相比较，下转诊疗合计 4843 人次与之相差 5 倍多。可见，村卫生室双向转诊中，接收下转诊疗人次远低于上转人次。

表 2—4　　　　　上级医院下转至村卫生室情况　　　　单位：个

下转病人	均值	中值	众数	极小值	极大值	合计
人次数	33.40	0	0	0	558	4843

有效样本：145，缺失值：69。

3. 村卫生室双向转诊程序仍有待完善

开具转诊单是了解转诊程序的重要指标。表 2—5 所示的是 2014 年"跳过村卫生室去上级医院看病再回来开转诊单的人次"。可以发现开具转诊单的人数中间值为 10 人次；极大值为 685 人次，而极小值为 0 人次；并且，在 75

个有效样本中，众数为0，即多数人并未开具转诊单；进一步了解发现，"跳过村卫生室去上级医院看病再回来开转诊单的人次"均值为67.08人次，合计为5031人次，占村卫生室上转合计人数的19.45%。可以发现，在转诊病人中有相当一部分患者先到上级医院就诊，再根据政策和报销需要返回来开具转诊单。规范的转诊程序有待完善。

表2—5　　　　　跳过村卫生室去上级医院看病
再回来开转诊单的情况　　　单位：个

开单人次	均值	中值	众数	极小值	极大值	合计
人次数	67.08	10	0	0	685	5031

有效样本：75，缺失值：139。

（二）乡镇卫生院转诊情况

1. 乡镇卫生院上转病人比例低于村卫生室

表2—6的数据显示，在2014年，乡镇卫生院向县级医疗机构转诊的上转病人数合计14968人次，均值267.29人次，占2014年乡镇卫生院就诊人次为3262463人次的0.46%，远远低于村卫生室的转诊占比的2.72%，这与乡镇设施、技术较为完备有关；在56个乡镇样本中，转诊人数中间值为90人次；而且，从转诊众数为10可以看出，向上转诊在乡镇卫生院较不普及；转诊最多的乡镇为2002人次，最少的则未转诊，乡镇之间差距也比较明显。通过与村卫生室比较可以看出，乡镇卫生院上转病人比例低于村卫生室。

表2—6   **乡镇卫生院向县级医疗机构转诊情况**   单位：个

上转病人	均值	中值	众数	极小值	极大值	合计
人次数	267.29	90	10	0	2002	14968

有效样本：55，缺失值：90。

2. 乡镇卫生院接收县医院下转人数远低于上转人数

为进一步了解向下转诊执行状况，需要首先分析县级医院转诊至乡镇卫生院人次数。如表2—7所示，在107个有效样本中，2014年县级医院转诊至乡镇卫生院人次数合计6169，均值为57.12人次；向下转诊次数0人次为最多次数；2014年下转诊疗最多人次为600人次，最少人次为0人次。与上转合计人次的14968相比较，县级医院转诊至乡镇卫生院数量更少，不及上转人次的一半。通过进一步的比较可见，乡镇卫生院接收县级医院下转人次数占乡镇卫生院总就诊人次数的0.19%，占县乡两级总转诊总人次数的29.19%；乡镇卫生院向县级医疗机构转诊人次数占总就诊人次数的0.46%，占县乡两级总转诊总人次数的70.81%。综上所述，乡镇卫生院接收县级医院的下转人次低于乡镇卫生院上转至县医院的人次。

表2—7   **乡镇卫生院接收县级医院下转情况**   单位：个

下转病人	均值	中值	众数	极小值	极大值	合计
人次数	57.12	9	0	0	600	6169

有效样本：107，缺失值：38。

3. 跨级越多，向下转诊比例越低

进一步分析双向诊疗的下转诊疗，在乡镇卫生院层级，同样包括由市级以上医院转诊至乡镇卫生院。如表2—8所示，在105个有效样本中，市级以上医院转诊至乡镇卫生院次数0人次为最多次数；并且，2014年市级以上医院转诊至乡镇卫生院最多人次为600人次，最少人次为0人次，差距较小。2014年市级以上医院转诊至乡镇卫生院人次数合计2417人次，均值22.80人次，远低于县级医院转诊至乡镇卫生院的合计6169人次、均值57.12人次数；可以看出，市级以上医院转诊至乡镇卫生院人次数远低于县级医院转诊至乡镇卫生院。这说明，越级诊疗级数越多，向下转诊比例越低。

表2—8 乡镇卫生院接收市级以上医院下转情况 单位：个

下转病人	均值	中值	众数	极小值	极大值	合计
人次数	22.80	0.50	0	0	300	2417

有效样本：105，缺失值：40。

4. 乡镇卫生院被要求补开转诊单的人次比例高于村卫生室

进一步分析乡镇层面的双向分级诊疗执行规范情况。表2—9所示是2014年"跳过乡镇卫生院去县级医院看病再来开转诊单的人次"。可以发现开具转诊单人数中间值为35人次；极大值为1007人次，而极小值为0人次，相差较大，并且，在48个有效样本中，开具转诊单众数为0人次；进一步了解发现，其均值为147.31人次，合计人数为7218人次，占总上转总人次14968的（见表2—6）的48.22%；与村卫生室的"跳过村卫生室去上级医院看病再来开转诊单的人次数"均值 67.08 人次相比，乡镇要求事后补开转诊单比例远高于村卫生室。

表 2—9　　　　跳过乡镇卫生院去县级医院看病
再来开转诊单的情况　　　单位：个

开具诊单	均值	中值	众数	极小值	极大值	合计
人次数	147.31	35	0	0	1007	7218

有效样本：48，缺失值：97。

三　基层医疗机构实施分级诊疗的障碍

为促进广大基层患者积极参与分级诊疗、双向转诊制度，国家和地方政府出台了医疗保险、医联体、远程医疗等多项配套政策。然而，乡村医疗机构实施分级诊疗政策仍然面临诸多特殊困难。

（一）基本药物无法满足需求是五成村卫生室运行的主要困难

基于 214 个村庄卫生室调查发现，在村级卫生室层面，解决常见、多发病时主要面临的困难是基础药物问题。在 198 个村庄有效样本中（见表 2—10），99 个村庄卫生室表示"基本药物无法满足需求"，占总样本的 50%，远远高于其他因素；其次为表示村卫生室"新农合报销或补偿不够"的有 36 个卫生室，占总样本的 18.18%；再次 33 个村卫生室表示主要困难是"用药限制过多"，占比为 16.67%；最后表示"其他"原因的卫生室最少，为 30 个，占总样本的 15.15%。可以看出，在双向转诊过程中，有关村卫生室的转诊，与其药物与报销制度上的缺陷有关。若要完善双向转诊，使常见病"病于村，治于村"，就必须完善基层的药物与报销制度，最重要的就是药资的充沛供给。

表 2—10　　　　村卫生室解决常见多发病
时的主要困难　　　　单位：个，%

主要困难	样本	百分比
基本药物无法满足需求	99	50.00
用药限制过多	33	16.67
新农合报销或补偿不够	36	18.18
其他	30	15.15
合计	198	100.00

有效样本：198，缺失值：16。

（二）设备简陋是乡镇卫生院自评对患者吸引力不足的主要原因

近年来，乡镇卫生院在开展常见病诊疗时，对患者的吸引力逐渐降低，往往使患者流向上级医疗机构。究其原因，如表 2—11 所示，在 138 个有效样本中，106 个乡镇卫生院表示"设备简陋，很多检查做不了"，占总样本的 76.26%，与其他原因拉开较大差距；进一步分析，18 个乡镇卫生院认为面临的主要困难是"医务人员技术水平有限"，占比为 12.95%；其次，11 个乡镇卫生院"药品种类缺乏"，占比 7.91%；因"其他"原因导致乡镇卫生院患者上流的占比最少，为 2.88%；综上所述，乡镇卫生院认为对患者吸引力低的主要原因是设备简陋。

表 2—11　　　　　乡镇卫生院对患者吸引力降低，
使患者上流原因　　　　　单位：个，%

主要原因	样本	百分比
设备简陋，很多检查做不了	106	76.26
医务人员技术水平有限	18	12.95
药品种类缺乏	11	7.91
其他	4	2.88
合计	139	100

有效样本：138，缺失值：7。

（三）上级机构缺乏转诊动力是阻碍患者向下转诊的最重要因素

县级及以上医院康复期病人或慢性病病人适合向下转诊，但往往实际上向下转诊的人数甚少。分析导致这一现象的原因发现，如表 2—12 所示，在 129 个有效样本中，38.76% 的乡镇卫生院表示县级及以上医院实际向下转诊过少是因为"医疗机构之间有利益竞争，上级机构没有转诊动力"；其次 34.88% 的卫生院表示县级及以上医院病人向下转诊少，主要是因为"患者及家属没有向下转诊意愿和需求"；再次有 14.73% 的乡镇卫生院表示病人下转困难是因为"患者及家属担心医务人员技术因素不愿意下转"；最后因"其他"原因阻碍县级以上医院病人下转诊疗的占比最小，为 5.43%。研究发现，双向转诊"上转容易，下转难"的局面，是上级机构缺乏转诊动力与患者无下转意愿双重作用的结果，但是"大型医院与基层医疗机构利益冲突，大型医院缺乏开展分工协作的意愿"是导致下转失效的最重要原因。

表 2—12 县级及以上医院实际向下转诊过少原因 单位：个，%

主要原因	样本	百分比
医疗机构之间有利益竞争，上级机构没有转诊动力	50	38.76
患者及家属没有向下转诊意愿和需求	45	34.88
患者及家属担心医务人员技术因素不愿意下转	19	14.73
转诊报销手续烦琐	8	6.20
其他	7	5.43
合计	129	100

有效样本：129，缺失值：17。

第二节　农村居民的就医流向

分级诊疗是促进基本医疗服务均等化的重要举措，它的内涵可以从四个方面表述：基层首诊、双向转诊、急慢分治、上下联动。分级诊疗的目的之一即是引导优质医疗资源下沉，形成科学合理就医秩序。因此，了解农民对分级诊疗政策的认知度、就医选择和流向以及对基层各医疗机构的满意度是农村地区推行分级诊疗政策的基本前提与基础。

一　农民对分级诊疗政策的认知

人的行为受制于认知程度。政策认知的水平因人而异，这主要受生存环境、个体特征以及利益相关事件等因素的影响。国家分级诊疗政策是我国医疗卫生改革中的重要内

容，农民对于它的认知与理解水平，直接影响着居民在日
常生活中的就医行为。

（一）农民对分级诊疗政策的基本认知情况

1. 农民对分级诊疗政策的基本认知水平较低

相对于针对农村的国家政策而言，农民对面向全体
公民的分级诊疗政策认知水平较低。根据对河南省 2938
个农户的调查来看，2912 份农民有效样本显示（见表
2—13），关于"您是否听说过国家倡导的分级诊疗政
策？"的回答中，"是"和"否"的样本数分别为 651 和
2261，各占有效样本总数的 22.36% 和 77.64%。可见，
只有两成农民听说过分级诊疗政策，近八成的农民没有
听说过分级诊疗政策，对于分级诊疗政策的内涵与理解
更是无从谈起。

表 2—13　　　　　　农民对分级诊疗政策的

基本认知情况　　　　　单位：个，%

是否知道分级诊疗政策	频数	百分比
是	651	22.36
否	2261	77.64
合计	2912	100

有效样本：2912，缺失值：26。

2. 豫南地区农民对分级诊疗政策的认知度相对较高

由于地方政府的施政行为与国家政策的落实情况有较
大关联，因此，调查以河南省 18 个地市级别的行政区划
单位为对象，考察了各地区农民对分级诊疗的认知度。调
查结果显示（见表 2—14），在这 18 个地市中，南阳市农

民对分级诊疗政策的认知度是最高的，达到27.37%，依次是安阳市、许昌市和商丘市的农民，分别为26.98%、26.09%和25.98%。而认知度相对较差的是洛阳、郑州和焦作的农民，分别为18.60%、18.69%和19.20%。整体来看，豫南地区农民的认知水平较高、豫西地区农民的认知水平较低。

表2—14　　　　行政区划与农民对分级诊疗政策的认知度　　　　单位：个，%

行政区划	是否知道分级诊疗政策		合计
	是	否	
郑州	18.69	81.31	100（289）
济源	20.51	79.49	100（39）
焦作	19.20	80.80	100（125）
许昌	26.09	73.91	100（115）
鹤壁	21.74	78.26	100（23）
漯河	16.98	83.02	100（53）
新乡	24.46	75.54	100（184）
安阳	26.98	73.02	100（63）
三门峡	25.00	75.00	100（16）
洛阳	18.60	81.40	100（129）
南阳	27.37	72.63	100（190）
平顶山	20.87	79.13	100（115）
开封	19.62	80.38	100（158）
信阳	24.66	75.34	100（219）
濮阳	23.78	76.22	100（143）

行政区划	是否知道分级诊疗政策		合计
	是	否	
驻马店	22.18	77.82	100（284）
商丘	25.98	74.02	100（281）
周口	21.43	78.57	100（462）
合计	22.36	77.64	100（2912）

有效样本：2888，缺失值：50，P＝0.420。

3. 区域经济水平较低地区的农民对分级诊疗政策的认知度偏高

为了考察不同区域经济水平下，农民对分级诊疗政策的认知度，对河南省全境按照高收入（年平均收入10000元以上）、中收入（年平均收入8000—10000元）和低收入（年平均收入8000元以下）进行地区分组，然后在不同组别考察农民对分级诊疗政策的认知程度。2888份有效样本显示（见表2—15），高收入组中，听说过和未听说过该政策的样本数分别为121和470个，各占高收入群体总数的20.47%和79.53%。中收入组中，两项样本数分别为215和723个，各占该组有效样本总数的22.92%和77.08%。低收入组中，两项样本数分别为314和1045个，各占该组有效样本总数的23.11%和76.89%。这一结果表明，区域经济水平较低的地区，农民对分级诊疗政策的认知度较高，这可能是因为分级诊疗政策对居民医疗支出有一定影响，引起了低收入群体的关注。

表 2—15　　　　　　区域经济水平与农民对分级
诊疗政策的认知度　　单位：元，个，%

区域经济水平	是否知道分级诊疗政策		合计
	是	否	
高收入（10000 元以上）	20.47	79.53	100（591）
中收入（8000—10000 元）	22.92	77.08	100（938）
低收入（8000 元以下）	23.11	76.89	100（1359）

有效样本：2888，缺失值：50，P = 0.412。

（二）农户个体特征对分级诊疗认知度的影响

1. 男性群体对分级诊疗政策的认知度略高于女性

从性别来看，在 2894 份有效样本中（见表 2—16），同样是关于"您是否听说过国家倡导的分级诊疗政策"的回答中，男性群体中，回答"是"和"否"的样本数分别为 371 和 1260 个，各占有效样本总数的 22.57% 和 77.25%。女性群体中，回答"是"和"否"的样本数分别为 274 和 989 个，各占有效样本总数的 21.69% 和 78.31%。可见，男性群体对分级诊疗政策的认知度略高于女性。

表 2—16　　　　　　不同性别农民对分级诊疗
政策的认知度　　单位：个，%

性别	是否知道分级诊疗政策		合计
	是	否	
男	22.75	77.25	100（1631）
女	21.69	78.31	100（1263）

有效样本：2894，缺失值：44，P = 0.500。

2. 高龄农民对分级诊疗政策的认知度高于青壮年农民

从年龄分组来看，据 2878 份农户的有效样本显示（见表 2—17），听说过国家倡导的分级诊疗政策的农民，30 岁以下、30—39 岁、40—49 岁、50—59 岁和 60 岁及以上的样本量分别为 205、64、205、96 和 72 个，各自占所在群组有效样本总量的比值依次为 22.60%、21.40%、22.45%、23.24%、20.81%。高龄人群的认知度总体上高于青壮年人群的认知度，这可能是因为随着年龄的增长，人们的健康水平下降，就医需求提高，从而对分级诊疗的认知度提高。值得注意的是，60 岁及以上的老年人对该政策的认知水平最低，仅为 20.81%。这表明，老年人虽然对医疗有较高的需求，但是对时事政策的关注度和敏感度却不高。

表 2—17　　　　　不同年龄段农民对分级
诊疗政策的认知度　　　　单位：个，%

年龄分组	是否知道分级诊疗政策		合计
	是	否	
30 岁以下	22.60	77.40	100（907）
30—39 岁	21.40	78.60	100（299）
40—49 岁	22.45	77.55	100（913）
50—59 岁	23.24	76.76	100（413）
60 岁及以上	20.81	79.19	100（346）

有效样本：2878，缺失值：60，$P = 0.931$。

3. 文盲农民对分级诊疗的认知度最低

据 2890 份农户有效样本调查显示（见表 2—18），高中学历农民对分级诊疗政策的认知度最高，占 24.04%；小学文化程度的农民对分级诊疗政策的认知次之，占 23.04%；知晓分级诊疗政策的初中文化水平农民的占比为 22.01%；大专及以上水平的农民占比为 21.85%；而认知度最低的是文盲，其占比为 18.78%。可见，文盲农民对分级诊疗政策的认知水平最低，接受完义务教育的人群认知度差别不大。

表 2—18　　　　　　　不同文化程度农民对分级
诊疗政策的认知度　　　　　单位：个，%

文化程度	是否知道分级诊疗政策		合计
	是	否	
文盲	18.78	81.22	100（213）
小学	23.04	76.96	100（573）
初中	22.01	77.99	100（927）
高中	24.04	75.96	100（495）
大专及以上	21.85	78.15	100（682）

有效样本：2890，缺失值：48，P = 0.897。

4. 中高收入者对分级诊疗政策的认知水平最低

据统计分析（见表 2—19），在对是否听说过分级诊疗的问题中，占收入水平前 20% 的高收入者选择"是"和"否"的人数分别为 126 和 464 个，分别占 21.36% 和 78.64%。中高收入者选择"是"和"否"的人数分别为 109 和 463 个，分别占 19.06% 和 80.94%。居于中间的 20% 的中等收入者选择"是"和"否"的人数分别为

119 和 420 个，分别占 22.08% 和 77.92%。中低收入者选择"是"和"否"的人数分别为 145 和 469 个，分别占 23.62% 和 76.38%。最后 20% 的低收入者选择"是"和"否"的人数分别为 126 和 464 个，分别占 21.36% 和 78.64%。虽然个体收入对于分级诊疗政策的认知水平的影响没有明显规律，但是，相比而言，中高收入者对该政策的认知水平最低，高收入者最高，低收入者、中低收入者以及中等收入者基本认知情况差别不大，居于中间。

表 2—19　　　　不同个人收入农民对分级
诊疗政策的认知度　　　　单位：个，%

收入水平	是否知道分级诊疗政策		合计
	是	否	
低收入	21.36	78.64	100（590）
中低收入	23.62	76.38	100（614）
中等收入	22.08	77.92	100（539）
中高收入	19.06	80.94	100（572）
高收入	25.46	74.54	100（597）

有效样本：2912，缺失值：26，P = 0.098。

5. 贫困人群的认知水平略低于非贫困人群

为了考察贫困是否对分级诊疗政策认知有影响，调查的 2785 份农民有效样本显示（见表 2—20），不管是否为贫困户，农民对分级诊疗政策的认知水平均较为低下。其中贫困户中"是"和"否"的样本数分别为 63 和 236，各占有效样本总数的 21.07% 和 78.93%。非贫困户中，

"是"和"否"的样本数分别为558和1928，各占有效样本总数的22.45%和77.55%。贫困户人群的认知水平略低于非贫困户人群。

表2—20　　　　　**是否贫困与农民对分级**

诊疗政策的认知度　　　单位：个，%

是否贫困	是否知道分级诊疗政策		合计
	是	否	
是	21.07	78.93	100（299）
否	22.45	77.55	100（2486）

有效样本：2785，缺失值：153，P＝0.589。

（三）农民参保类型对分级诊疗政策认知度没有显著影响

医疗补偿机制是分级诊疗顺利推进的基础保障，通过调查发现，对2751位农村居民的调查显示（如表2—21），对分级诊疗知晓度最高的群体是参与城镇居民基本医疗保险的人群，比例为26.72%。最低的为参加城乡居民基本医疗保险的群体，仅为14.29%。农村居民中参合率最高的新农合人群对分级诊疗的认知度与参与城镇居民基本医疗保险的人群的认知度基本相当，分别为21.97%和21.54%，略低于22.30%的平均水平。此外，调查同时发现，参与公费医疗和其他社会医疗保险的人群知道分级诊疗的比例分别为25.00%和18.48%。由此可见，广大农民参加的新农合医疗保险对于分级诊疗政策的认知没有显著影响。

表 2—21　　　　医疗保险类型与农民分级

诊疗政策的认知度　　　单位：个，%

是否知道分级诊疗政策	农民参与的医疗保险类型						合计
	新型农村合作医疗	城镇居民基本医疗保险	城镇职工基本医疗保险	城乡居民基本医疗保险	公费医疗	其他社会医疗保险	
是	21.97	21.54	26.72	14.29	25.00	18.48	100（637）
否	78.03	78.46	73.28	85.71	75.00	81.52	100（2263）

有效样本：2751，缺失值：187。（本题为多选题，故农户有效样本数和答案样本数之和不相等。）

二　农民的就诊流向

农民，作为我国一个庞大而特殊的群体，其就医意愿与流向，直接影响着农村甚至国家医疗卫生的资源利用率与经济效率，也是分级诊疗政策实施的客观基础。

（一）农民的首诊流向

1. 六成农民首诊选择去村卫生室诊治常见病

分级诊疗要求"鼓励并逐步规范常见病、多发病患者首先到基层医疗卫生机构就诊"，为此本调查考察了农民常见病的就诊选择。在接受调查的 2903 位农民中（见表 2—22），有 1742 个农户遇到感冒发烧等常见病首诊会去村卫生室，所占比重为六成（60.01%），占比最高；自己去药店买药的农民有 785 个，占比次高，为 27.04%；有 38 个农户反映会采用民间偏方进行治疗，所占比重为 1.31%；不理会，让其自愈和选择到乡镇卫生院及以上医院看病的农民占比一样多，为 5.82%。由此可见，农民遇到感冒发烧等常见病时，就诊行为有显著差异，其中，六成农民常见病首诊会选择去村卫生室，直接去上级医院的占比很低。

表 2—22　　　　**农民常见病首诊就诊选择**　　　单位：个，%

农民常见病就诊行为	样本	占比
去村卫生室看病	1742	60.01
自己去药店买药	785	27.04
到乡镇卫生院及以上医院看病	169	5.82
不理会，让其自愈	169	5.82
采用民间偏方治疗	38	1.31
合计	2903	100

有效样本：2903，缺失值：35。

2. 七成农民首诊选择村卫生室上级医疗机构诊疗非常见病

分级诊疗政策提出"对于超出基层医疗卫生机构功能定位和服务能力的疾病，由基层医疗卫生机构为患者提供转诊服务"，为此，需要考察对于感冒发烧等常见病外的非常见病的就诊选择。考察农民的就诊流向，结果显示，在 2917 个有效样本中，超过三成（32.33%）的农民遇到非常见病时，首诊选择去县医院，占比最高；有 786 个农民非常见病首诊选择去乡镇卫生院，占比次高，为 26.95%；有 21.73%的农民首诊会选择去村卫生室；非常见病选择去私人诊所就诊的农民占比较少，为 12.65%；另有 185 个农户首诊选择去市级以上医院，占比最少，为 6.34%；对比表 2—22 和表 2—23 可以看出，仅 5.82%的农民遇到常见病会选择去乡镇卫生院及以上医院看病，农民非常见病选择去乡镇卫生院及以上医院看病的占比为65.62%，可见，非常见病首诊选择乡镇卫生院及以上医院看病的比重远远高于常见病首诊选择乡镇卫生院及以上医院看病的比重，高出比重接近六成；并且，超过三成的农民遇到非常见病会选择去县医院，仅两成农民非常见病首诊会选择去村卫生室。这说明，农民会根据病情需要自行选择就诊机构，不会选择通过基层转诊被分配至与病情相匹配的医疗机构。

表 2—23　　　　　**农民非常见病首诊就诊选择**　　单位：个，%

非常见病首诊就诊选择	样本	占比
县医院	943	32.33
乡镇卫生院	786	26.95
村卫生室	634	21.73
私人诊所	369	12.65
市级以上医院	185	6.34
合计	2917	100

有效样本：2917，缺失值：21。

3. 近八成农民首次住院选择县域内医院

分级诊疗政策在农村的目标是"小病不出村，常见病不出乡，大病不出县"。通过对农民首次住院选择的医疗机构的调查来看（见表 2—24），56.19%的农民首次住院选择县区级医院；乡镇卫生院次之，占 19.96%；地市级的医院占比与乡镇卫生院基本持平，占比 19.59%；最少的是省部级医院，占比 4.25%。总体来看，在县域内选择首次住院的患者，即乡镇卫生院和县区医院占比达到了 76.15%。这说明，近八成农民首次住院选择县域内医院，基本符合国家"大病不出村"的目标要求。

表 2—24　　　　　　　农民住院就诊选择　　　　　单位：个，%

住院就诊选择	样本	占比
省部级医院	23	4.25
地市级医院	106	19.59
县区级医院	304	56.19
乡镇卫生院	108	19.96
合计	541	100.00

有效样本：541，缺失值：22。

（二）农民的转诊流向

1. 2014 年三成农民住院，有潜在的转诊需求

本部分考察农民是否有过生病住院的经历，进而分析农民的转诊流向。如表 2—25 所示，在 2894 个有效样本中，有 2106 个农户表示没有生病住院的经历，所占比重超过七成（72.77%）；有 788 个农户表示有生病住院的经历，占比为 27.23%，没有生病住院经历的农民比有生病住院经历的农民占比高出四成五。由此可见，2014 年有三成农民有住院经历，有潜在的转诊需求。

表 2—25　　　　　　　是否有生病住院的经历　　　　　单位：个，%

是否生病住院	样本	占比
是	788	27.23

续表

是否生病住院	样本	占比
否	2106	72.77
合计	2894	100

有效样本：2894，缺失值：44。

2. 转诊前选择在基层医疗机构诊疗的比例接近六成

进一步对 788 位有过住院经历的农民进行调查可知，有 200 个农户有过转诊经历。如表 2—26 所示，在 182 个有效样本中，有 60 个农户在转诊之前就诊的医院级别为县区级医院，所占比重为 32.97%；转诊之前就诊医院级别是省部级医院的有 3 个，占有效样本的 1.65%；转诊之前就诊医院级别是地市级医院的有 13 个，其占比为 7.14%；转诊之前就诊医院级别是乡镇卫生院的有 53 个，占 29.12%；转诊之前就诊医院级别是村卫生室的有 53 个，占 29.12%。可以看出，在调查的农户中，超三成的农户转诊之前的就诊医院级别是县区级医院，不到三成的农户转诊之前就诊医院级别分别是村卫生室和乡镇卫生院。

表 2—26　　　　**转诊之前的就诊医院级别**　　　单位：个，%

常见病就诊行为	样本	占比
省部级医院	3	1.65
地市级医院	13	7.14
县区级医院	60	32.97
乡镇卫生院	53	29.12

常见病就诊行为	样本	占比
村卫生室	53	29.12
合计	182	100

有效样本：182，缺失值：18。

3. 超过四成的农户转诊之后是在区县级医院就诊

考察农户转诊之后的就诊医院级别的情况，如表 2—27 所示。在 198 个有效样本农户中，有 85 个样本转诊之后的就诊医院级别是县区级医院，所占比重为 42.93%；转诊之后就诊医院级别是省部级医院的有 21 个，占比超过一成（10.61%）；转诊之后就诊医院级别是地市级医院的有 62 个，占比 31.31%；转诊之后就诊医院级别是乡镇卫生院的有 30 个，占比为一成五（15.15%）。可以看出，在调查的农户中，超过四成的农户转诊之后是在县区级医院就诊，一成五的农户转诊之后在乡镇卫生院就诊。结合表 2—26 的数据分析，县医院承担了 75.9%的住院诊疗任务。

表 2—27　　　　**转诊之后的就诊医院级别**　　　　单位：个，%

常见病就诊行为	样本	占比
省部级医院	21	10.61
地市级医院	62	31.31
县区级医院	85	42.93
乡镇卫生院	30	15.15
合计	198	100

有效样本：198，缺失值：2。

4. 接近九成的农户转诊流向是向上转诊

考察住院病人转诊流向的情况（见表2—28）。在181个有效样本农户中，有156个样本的转诊流向是向上转诊，所占比重为86.19%；向下转诊的有14个，占比不到一成（7.73%）；同级转诊的样本有11个，占比6.08%。可以看出，在调查的农户中，接近九成的农户转诊流向是向上转诊。

表2—28　　　　　　**住院病人转诊流向**　　　　　　单位：个，%

转诊流向	样本	占比
向上转诊	156	86.19
向下转诊	14	7.73
同级转诊	11	6.08
合计	181	100

有效样本：181，缺失值：19。

第三节　农村居民就医流向的影响因素

一　农民选择首诊就医机构的影响因素

农民患者首诊就医机构的选择，受多种因素的影响，本调查从病情需要、就诊距离、熟人关系、服务费用、诊疗能力等几方面加以考察；并通过与农民个体特征的交叉分析，探察这些因素对不同群体农民的影响程度。

（一）总体来看，接近五成的农户会根据病情需要选择首诊机构

在不区分农民个体特征的情况下，据2921份有效样

本数据显示（见表 2—29），有 1345 个农民会根据病情需要选择看病的首选机构，占比为 46.05%。有 1048 个农户会因为离家近，选择方便看病的首选机构，占有效样本数的 35.88%；有 227 个农户会因为医疗设备先进来选择看病的首选机构，占比为 7.77%；根据医生医得好来选择看病首选机构的农户有 119 个，占总比重的 4.07%；3.42% 的农户会因为费用合适而选择看病的首选机构；有效样本中有 44 个农户会因为医院有熟人而选择看病的首选机构，占总比重的 1.51%；有 0.92% 的农户会根据亲戚朋友的推荐来选择看病的机构。由此可见，接近五成的农户会根据病情需要来选择首诊的机构。此外就诊距离也是影响首诊流向的重要因素。

表 2—29　　　　　　**农民首诊择院的影响因素**　　　单位：个，%

看病的首选机构	样本	占比
病情需要	1345	46.05
离家近，方便	1048	35.88
医疗设备先进	227	7.77
医生医得好	119	4.07
费用合适	100	3.42
医院有熟人	44	1.51
亲朋推荐	27	0.92
其他	11	0.38
合计	2921	100

有效样本：2921，缺失值：17。

（二）病情需要、就诊距离、医生水平是影响老年人和中低收入者选择首诊机构的重要因素

不同年龄的农民看病首选机构的原因也不一样，根据病情需要来选择首诊机构的农民中（见表2—30），50—59岁的农民所占比重最大，为48.08%，其次就是40—49岁的农民，占比为46.13%；再次是60岁及以上的农民，占比为44.61%，30岁以下的农民根据病情来选择首诊机构的占比为46.21%；30—39岁的农民根据病情来选择首诊机构的占比为44.07%。因为"离家近，方便"这个因素来选择看病首选机构的农民中，60岁及以上的农民比重为40.52%，所占比重最大；30—39岁的农民和40—49岁的农民这一占比大致相当，分别为37.75%和36.10%；30岁以下农民和50—59岁的农民的这一占比分别为34.43%和32.69%。根据"医生医得好"来选择首诊机构的农民中，60岁及以上的农民所占比重最大，为5.25%；其次就是50—59岁的农民，占比为5.05%；再次是30岁以下的农民，占比为4.51%，30—39岁的农民和40—49岁的农民这一占比分别为3.60%、2.94%。因为"医疗设备先进"这个因素来选择看病首选机构的农民中，30岁以下的农民比重为8.69%，所占比重最大，其次是40—49岁的农民，这一占比为8.07%，占比最小的是60岁及以上的农民，所占比重为5.25%。由此可见，各个年龄段的农民，除了考虑病情以外，在选择首诊机构的时候所侧重考虑的因素各不相同，老年人更注重离家远近和医生水平，中老年人更注重病情需要，青年人更注重医疗设备先进程度。

表 2—30　　不同年龄段的农民首诊择院影响因素　单位：个，%

年龄分组	病情需要	费用合适	离家近，方便	其他	亲朋推荐	医疗设备先进	医生医得好	医院有熟人	合计
30 岁以下	46.21	3.19	34.43	0.66	0.44	8.69	4.51	1.87	100（909）
30—39 岁	44.07	2.98	37.75	0.00	1.99	7.95	3.60	1.66	100（302）
40—49 岁	46.13	4.14	36.10	0.44	0.76	8.07	2.94	1.42	100（917）
50—59 岁	48.08	3.37	32.69	0.24	1.44	7.69	5.05	1.44	100（416）
60 岁及以上	44.61	2.33	40.52	0.00	1.17	5.25	5.25	0.87	100（343）

有效样本：2887，缺失值：51，P＝0.310。

　　从不同收入的农民看病首选机构的情况来看（见表 2—31），根据"病情需要"选择看病首选机构农民中，中等收入的农民比重为 49.44%，比重最高，其次是中高收入的农民，比重为 47.99%，而最低的比重则是中低收入的农民，占比为 42.14%。因为"医生医得好"，来选择首诊医院的农民，中低收入所占比重也是最大的，占比为 6.00%，其次是低收入的农民，比重为 4.06%，而中等收入、中高收入和高收入的农民这一占比大致相当，分别为 3.34%、3.49% 和 3.33%；"医院有熟人"这一因素对中低收入的农民选择首诊机构的影响是最低的，所占比重为 0.97%，占比最高的是低收入的农民，占比为 2.54%，中等收入、中高收入和高收入的这一占比分别为 1.11%、1.75% 和 1.16%。可见，中低收入者除了考虑病情以外，其他因素中主要还会考虑离家远近以及医生医得好不好来选择首诊机构。

表 2—31　　　　　　**不同收入的农民看病首选机构**　　单位：个，%

收入分组	病情需要	费用合适	离家近，方便	医院有熟人	亲朋推荐	医疗设备先进	医生医得好	其他	合计
低收入	47.46	3.73	34.07	2.54	0.68	6.78	4.06	0.68	100（590）
中低收入	42.14	3.57	38.41	0.97	1.13	7.29	6.00	0.49	100（617）
中等收入	49.44	3.52	35.74	1.11	1.11	5.37	3.34	0.37	100（540）
中高收入	47.99	2.44	34.90	1.75	0.70	8.73	3.49	0.00	100（573）
高收入	43.76	3.83	36.11	1.16	1.00	10.48	3.33	0.33	100（601）

有效样本：2921，缺失值：17，$P = 0.076$。

（三）对于贫困户来说"医生看得好"相对更重要

调查发现（见表 2—32），贫困的农民根据病情需要来选择首诊机构的比重为 44.52%，不贫困的农民根据病情需要选择首诊机构的比重为 46.29%，两者相差 1.77 个百分点。在因费用合适而选择首诊机构的农民中，贫困的农民占比为 2.66%，不贫困的农民占比为 3.61%。贫困的农民根据离家远近、方便程度选择首诊机构的比重为 36.88%，非贫困农民的这一占比为 35.97%，两者相差 0.91 个百分点；根据"亲朋推荐"来选择首诊机构的农民中，贫困户与非贫困户所占比重大致相当，分别为 1.00%、0.96%；根据"医疗设备先进"来选择首诊机构的农民中，贫困户与非贫困户所占比重也大致相当，分别为 7.64% 和 7.51%。根据"医生医得好"来选择首诊机构的农民中，贫困户比非贫困户多出 2.29 个百分点，分别为 5.98% 和 3.69%。由此可见，对于贫困户来说"医生医得好"相对更重要。

表 2—32　　　　　　**是否贫困与农民看病首选机构**　　单位：个，%

是否贫困	病情需要	费用合适	离家近，方便	其他	亲朋推荐	医疗设备先进	医生医得好	医院有熟人	合计
是	44.52	2.66	36.88	0.33	1.00	7.64	5.98	1.00	100（301）
否	46.29	3.61	35.97	0.40	0.96	7.51	3.69	1.57	100（2491）

有效样本：2792，缺失值：146，$P=0.645$。

（四）医院有熟人对文化程度高的农民选择首诊机构有相对较大影响

如表 2—33 所示，考察了不同文化程度的农民看病首选机构的情况，根据"病情需要"来选择首诊机构的农民中，文盲农民的占比最大，为 48.36%，其次为大专及以上的农民，占比为 48.24%，占比最低的是有着高中教育水平的农民，占比为 42.45%；在因"费用合适"而选择首诊机构的农民中，文盲农民所占比重最大，为 4.23%，其次为高中教育水平的农民，占比为 4.02%，占比最低的是大专及以上教育水平的农民，占比为 2.79%；因为"离家近，方便"来选择首诊机构的农民中，有着高中教育水平的农民所占比重为 37.83%，比重最大，其次为小学教育水平的农民，所占比重为 37.30%；根据"设备医疗先进"程度来选择看病首选机构的农民中，高中学历的农民占比最大，为 9.26%，其次为大专及以上教育水平的农民，所占比重为 8.36%，占比最低的是文盲农民，占比为 5.63%；因为"医院有熟人"来选择首诊机构的农民中，文盲农民所占比重最低，为 0.47%，小学学历农民的占比为 0.88%，初中学历的农民占比为 1.50%，高中学历农民的占比为 2.01%，大专及以上农民的占比为 2.05%。由此可见，教育水平不同的农民选择首诊机构的因素大不相同，其中，文化水平越高的农民，根据医院有熟人这个因素来选择首诊机构的比重越高。

表2—33　不同文化程度的农民看病首选机构　　单位：个，%

文化程度分组	病情需要	费用合适	离家近，方便	医院有熟人	亲朋推荐	医疗设备先进	医生医得好	其他	合计
文盲	48.36	4.23	36.15	0.47	0.47	5.63	4.23	0.47	100（213）
小学	47.11	2.98	37.30	0.88	0.88	5.95	4.55	0.35	100（571）
初中	45.19	3.53	35.68	1.50	1.39	8.23	4.17	0.32	100（936）
高中	42.45	4.02	37.83	2.01	1.21	9.26	2.82	0.40	100（497）
大专及以上	48.24	2.79	33.28	2.05	0.29	8.36	4.55	0.44	100（682）

有效样本：2899，缺失值：39，P=0.544。

（五）没参加新农合的农民看病首选机构考虑费用的占比更高

对农民参加的医疗保险类型与看病首选机构情况进行考察，结果显示（见表2—34），参加新型农村合作医疗的农民根据病情需要选择首诊机构的占比为46.80%，因为"离家近，方便"来选择首诊机构的占比为35.40%，考虑"医疗设备先进"来选择首诊机构给的占比为7.82%，"医生医得好"的占比为4.07%，医院有熟人，亲朋推荐的占比分别为1.30%、0.98%，"其他"因素占比为0.41%；参加城镇居民基本医疗保险的农民根据"病情需要"、"离家近，方便"、"亲朋推荐"、"医院有熟人"、

"费用合适"、"医疗设备先进"、"医生医得好"、"其他"的占比，分别为 37.44%、41.54%、0.51%、2.05%、3.59%、7.69%、6.15%、1.03%；参加城乡居民基本医疗保险的这一比重分别为 35.71%、42.86%、0、0、7.14%、3.57%、10.72%、0；没有参加医疗保险的农民根据病情需要选择首诊机构的占比为 40.28%，因为"离家近，方便"来选择首诊机构的占比为 37.50%，考虑"医疗设备先进"来选择首诊机构给的占比为 8.35%，"医生医得好"的占比为 1.39%，医院有熟人和亲朋推荐的占比分别为 4.17%、1.39%；从分析中可以看出，参加新农合的农民看病首选机构主要考虑病情需要，其次是考虑离家近，方便；而没有参加医疗保险的农民看病首选机构考虑的第一因素也是病情需要，但是相比参加新型农村合作医疗保险的农民，没参加新农保的农民考虑费用的占比更高。

表 2—34　　　　**是否参加新农合与看病首选机构**　单位：个，%

农民参加的社会医疗保险情况	病情需要	离家近，方便	亲朋推荐	医院有熟人	费用合适	医疗设备先进	医生医得好	其他	合计
新型农村合作医疗	46.80	35.40	0.98	1.30	3.22	7.82	4.07	0.41	100（2455）
城镇居民基本医疗保险	37.44	41.54	0.51	2.05	3.59	7.69	6.15	1.03	100（195）
城镇职工基本医疗保险	47.86	34.19	1.71	1.71	0.85	11.97	1.71	0.00	100（117）

续表

农民参加的社会医疗保险情况	病情需要	离家近，方便	亲朋推荐	医院有熟人	费用合适	医疗设备先进	医生医得好	其他	合计
城乡居民基本医疗保险	35.71	42.86	0.00	0.00	7.14	3.57	10.72	0.00	100（28）
公费医疗	38.10	47.62	0.00	0.00	0.00	9.52	4.76	0.00	100（21）
其他社会医疗保险	50.54	31.18	2.15	2.15	3.23	8.60	2.15	0.00	100（93）
没参加	40.28	37.50	1.39	4.17	6.94	8.35	1.39	0.00	100（72）
不清楚	52.00	26.67	0.00	2.67	8.00	6.67	4.00	0.00	100（75）

有效样本：2904，缺失值：34。（本题为多选题，故农户有效样本数和答案样本数之和不相等。）

二　农民转诊就医机构选择的影响因素

（一）"病情需要"及"医务人员的建议"是影响农民转诊择院的主要因素

农民转诊时选择医院受多种因素影响。为考察这些因素对农民转院时择院的影响，对200个有转诊经历的农户进行了调查（见表2—35）。在被调查的186个有效样本中，由于"病情需要"而使得患者选择转到其他医院就医的超过了半数，占比为51.39%；由于"医务人员的建议"而选择转院的占比接近三成，占比为28.82%；因"报销比例的影响"而转院的农户占比为10.07%；因"亲朋推荐"而转诊的农户仅占6.60%。由此可见，当前影响基层患者转院时选择医院的因素主要为"病情需要"及"医务人员的建议"。

表2—35　　　　　**农民转诊择院的影响因素**　　单位：个，%

影响因素	样本数	响应占比
病情需要	148	51.39
医务人员的建议	83	28.82
报销比例的影响	29	10.07
亲朋推荐	19	6.60
其他	9	3.13
合计	288	100

有效样本：186，缺失值：14。（本题为多选题，故农户有效样本数和答案样本数之和不等。）

（二）"病情需要"主要影响年轻患者择院，而"医务人员的建议"则主要影响年老患者

不同年龄段的患者，在其转诊择院时，也表现出很大的差异性。通过考察不同年龄段患者转院时择院的影响因素发现（见表2—36），"病情需要"依然是影响各个年龄段患者转诊择院的主要因素，占比均超过或接近五成。具体而看，其对30岁以下，即较为年轻的患者影响最大，占比达到53.54%；而对60岁以上老年人患者影响则相对较小，占比未超过五成，为46.51%。第二影响因素是"医务人员的建议"，其中，该因素对60岁及以上老年患者影响最大，比例达到39.53%；对30—39岁、50—59岁较患者影响较小，占比均为25%。而"其他"原因对患者转院选择的影响较小。而受"报销比例"影响最大的是49—49岁这类人群，占比为12.62%，受"亲朋推荐"影响最大的是50—59岁的中老年患者，占比为14.29%。由此可见，"病情需要"是

影响年轻患者转院时的主要因素，年老患者受"医务人员的建议"转院的比例较高。

表2—36　　不同年龄段患者转诊择院的影响因素　单位：个，%

年龄分组	影响因素					合计
	病情需要	亲朋推荐	医务人员的建议	报销比例	其他	
30 岁以下	53.54	7.07	25.25	9.09	5.05	100（99）
30—39 岁	50	8.33	25	8.33	8.33	100（12）
40—49 岁	50.49	5.83	29.13	12.62	1.94	100（103）
50—59 岁	53.57	14.29	25	3.57	3.57	100（28）
60 岁及以上	46.51	2.33	39.53	11.63	0	100（43）

有效样本：184，缺失值：16。（本题为多选题，故农户有效样本数和答案样本数之和不相等。）

（三）低收入家庭受"报销比例"的影响较大

患者在转院择院时，必然受到自身家庭收入的影响。考察家庭收入对患者转院择院的因素发现，不同收入水平的农户表现出很大的差异性。如表2—37所示。"病情需要"对不同收入家庭的影响占比均超过或接近五成，其中，对中等收入家庭的患者影响最大，占比达到58.33%；而对低收入家庭的影响则最小，占比未超过五成，为45%。"医务人员的建议"对不同收入家庭的影响差异也较大，其中，该因素对中高收入家庭的患者影响最大，比例达到39.02%，而对中等收入、高收入家庭的患者影响较小，占比分别为25%、22.81%。而受"报销比例"影响最大的是低收入家庭患者群，占比为11.67%；影响最小的是中高收入家庭，占比分别为 7.32%。受"亲朋推荐"影响最大的是中低收入家庭患者，占比为 10.98%。由此可见，相较其他收入水平的农户，低收入家庭受"报销比例"的影响较大。家庭收入越低，受"报销比例"影响的占比越高。这可能与低收入家庭本身收入较低，又因为报销比例不足而无法承担高额的转院治疗费用有关。

表 2—37　　　　不同家庭收入患者转诊
择院的影响因素　　　　单位：个，%

家庭收入分组	影响因素					合计
	病情需要	亲朋推荐	医务人员的建议	报销比例	其他	
低收入	45	8.33	33.33	11.67	1.67	100（60）
中低收入	50	10.98	26.83	10.98	1.22	100（82）
中等收入	58.33	2.08	25	10.42	4.17	100（48）
中高收入	51.22	0	39.02	7.32	2.44	100（41）
高收入	54.39	7.02	22.81	8.77	7.02	100（57）

有效样本：186，缺失值：14。（本题为多选题，故农户有效样本数和答案样本数之和不相等。）

（四）贫困家庭转诊择院受"病情需要"和"医务人员建议"影响相对较大

患者在转院时，家庭贫困与否，自然也影响其对转院医院的选择。如表 2—38 所示。在被调查的 182 个有效样本中，不同条件家庭中展现出了明显的差异，其中，贫困家庭患者受"病情需要"转院的占比达到 54.55%，略高于非贫困家庭患者的 50.96%。同样"医务人员的建议"

影响程度，同样是贫困家庭的占比 36.36%，高于非贫困家庭的 27.97%。受"报销比例的影响"没有表现出明显差异性，而值得注意的是，"亲朋推荐"和"其他"对贫困家庭患者的影响度为 0。由此可见，贫困家庭转诊择院受"病情需要"和"医务人员建议"影响较大。

表 2—38　　　　　　　是否贫困与患者转诊
择院的影响因素　　　　单位：个，%

是否贫困	影响因素					合计
	病情需要	亲朋推荐	医务人员的建议	报销比例	其他	
是	54.55	0	36.36	9.09	0	100（22）
不是	50.96	7.28	27.97	10.34	3.45	100（261）

有效样本：182，缺失值：18。（本题为多选题，故农户有效样本数和答案样本数之和不相等。）

（五）文盲农民转诊择院时受"亲朋推荐"影响相对较大

文化程度决定其思想层次，进而影响其对转院医院的行为选择。因此，考察患者转院时影响其选择医院的因素差异发现，不同文化程度的患者行为表现出很大的差异性。如表 2—39 所示，"病情需要"对文化程度为初中、大专及以上的农民选择医院行为影响最大，占比均超过五成，分别为 54.76%、51.85%；文盲患者影响占比最低为 41.38%。而观察"医务人员的建议"对农民医院选择的影响发现，初中、大专及以上患者占比均低于其他文化程度患者，占比分别为 21.43%、28.40%，而对其他文化程度人群的占比均超过三成。值得注意的是，"报销比例"对高中学历患者的影响远低于其他文化程度，其比例仅为2.27%，而其他文化程度的占比均接近或达到一成。"亲朋推荐"对不同文化程度患者影响差异不大，均比较接近，而"其他"原因对小学学历的患者没有影响，比例为0。由此可见，文盲农民对"病情需要"的重视程度相对较低，而根据"亲朋推荐"而转院的比例相对较高。

表2—39　　　　　**不同文化程度患者转诊**
择院的影响因素　　　单位：个，%

文化程度	影响因素					合计
	病情需要	亲朋推荐	医务人员的建议	报销比例	其他	
文盲	41.38	10.34	31.03	13.79	3.45	100（29）
小学	51.06	6.38	34.04	8.51	0	100（47）
初中	54.76	7.14	21.43	14.29	2.38	100（84）
高中	50	6.82	36.36	2.27	4.55	100（44）
大专及以上	51.85	4.94	28.40	9.88	4.94	100（81）

有效样本：184，缺失值：16。（本题为多选题，故农户有效样本数和答案样本数之和不相等。）

（六）农业劳动者相较于其他农村居民转诊择院时受"报销比例"影响较大

不同职业的患者，因为其职业领域涉及的医疗认知不同，所以对其行为产生了很多影响。从调查可知（见表2—40），"病情需要"对农民工、教师患者的转院选择医院影响较大，分别为56.41%、57.14%；对公务员的影响较小，占40%。而观察"亲朋推荐"对其影响，不同职业也表现出了很大差异，其中同样是对教师患者影响最大为28.57%，而对公务员影响占比为0。而"医务人员的建议"、"报销比例"的影响、"其他"等因素对教师的影响却远低于对其他职业的影响，其中，"报销比例"和"其他"因素的影响占比均为0，而公务员均达到了20%。值得注意的是，单独分析农业劳动者和农民工所受影响因素，其主要差异体现在"病情需要"及"亲朋推荐"的影响上，其中"病情需要"对农民工占比为56.41%高于对农业劳动者影响的48.25%；而"亲朋推荐"对农民工影响占比2.56%低于对农业劳动者的7.02%。由此可见，相比其他农村居民，农业劳动者在转院选择时受"医务人员的建议"和"报销比例"的影响较大。

表2—40　　　　　不同职业患者转院时影响其
选择医院的因素　　　　单位：个，%

职业分组	影响因素					合计
	病情需要	亲朋推荐	医务人员的建议	报销比例	其他	
农业劳动者	48.25	7.02	31.58	11.40	1.75	100（114）
农民工	56.41	2.56	30.77	7.69	2.56	100（39）
公务员	40	0	20	20	20	100（5）
教师	57.14	28.57	14.29	0	0	100（7）
个体劳动者和个体工商户	55	7.50	22.50	7.50	7.50	100（40）

有效样本：130，缺失值：10。（本题为多选题，故农户有效样本数和答案样本数之和不相等。）

三　农民对就医机构的评价

农村医疗机构不仅在新农村合作医疗体系之中起着不可替代的作用，同样也是分级诊疗政策能够深入落实的关键。调研组试图在实证调查和数据分析的基础上，研究农民对村卫生室、乡镇卫生院、县医院三级医疗体系的评价，从而为分级诊疗在农村的推行提供支持。

（一）门诊病人对农村三级医疗机构的评价

1. 门诊病人对村卫生室诊疗的满意度较高

享受不同医疗服务的群体，有不同的医疗服务体验。本调查对 2106 个非住院农户进行调查发现，农民对就医机构的满意度有所差异。就村级卫生室的满意度调查而言，在表 2—41 的 2067 个有效样本之中，可以看到，表示对村卫生室诊疗"非常满意"与"比较满意"的农民分别为 211 人以及 1070 人，占比分别为 10.21%以及 51.77%，二者之和超过了 60 个百分点。持一般态度的患者占比接近三成，达到 29.80%。而且，表示对村卫生室诊疗服务"不满意"与"很不满意"的占比仅分别为 7.01%以及 1.21%，不到 10 个百分点。这就进一步表明，非住院病人对村卫生室提供的医疗服务整体感到满意。所以，可以得出这一结论，即门诊病人对村卫生室诊疗的满意度较高。

表 2—41　　　　　门诊病人对村级卫生室
诊疗的满意度　　　　　　单位：个，%

满意度	样本	百分比
非常满意	211	10.21
比较满意	1070	51.77

续表

满意度	样本	百分比
一般	616	29.80
不满意	145	7.01
很不满意	25	1.21
合计	2067	100

有效样本：2067，缺失值：39。

2. 门诊病人对村级卫生室诊疗不满意的原因多在于医疗条件有限

考察门诊病人对村级卫生室诊疗不满意的原因，从表2—42可以看出：农民选择"设备落后且不齐全"这一选项最多，占比达28.34%，而"药品种类缺乏"以及"看病环境差"这两项的占比也分别超过了两成，分别为21.43%以及23.21%。同时，对村医水平不满的占比也达27.02%。这就表明，农民对村级卫生室的硬件设施与医生的专业技术都存在着不满，这可能是因为村级卫生室所能提供的医疗服务以及相应的硬件设施都较为落后。值得注意的是，没有农民选择"治疗效果不好"这一选项，或许是因为农村卫生室主要在于治疗小病，所以治愈效果较好，或许是村民本身便对村卫生室的医疗效果保持着较低的期望。总体而言，门诊病人并不满意于村级卫生室提供的医疗条件。

表2—42　　　　门诊病人对村卫生室诊疗
不满意的原因　　　　　单位：个，%

不满意原因	样本	百分比
设备落后且不齐全	320	28.34

续表

不满意原因	样本	百分比
村医专业水平低	305	27.02
看病环境差	262	23.21
药品种类缺乏	242	21.43
治疗效果不好	0	0
其他	0	0
合计	1129	100

有效样本：563，缺失值：223。（本题为多选题，故农户有效样本数和答案样本数之和不相等。）

3. 门诊病人对乡镇卫生院提供的医疗服务整体感到满意

考察门诊病人对乡镇卫生院诊疗的评价情况（见表2—43），通过对2040个有效样本数据的分析可知。农民选择最多的为"比较满意"这个选项，有1083人，占比达53.09%，高出了上述中村级卫生室近2个百分点。持"一般"态度的患者占比也超过了三成，达到30.59%。而表示对乡镇卫生院诊疗服务"不满意"与"很不满意"的农民占比之和为9.46%，远低于"非常满意"与"比较满意"之和的59.95%。由以上可进一步表明，非住院病人对乡镇卫生院提供的医疗服务整体感到满意。所以，可以得出这一结论，即门诊病人对乡镇卫生院的诊疗整体感到满意。

表2—43　　　　　门诊病人对乡镇卫生院
诊疗的满意度　　　单位：个，%

满意度	样本	百分比
非常满意	140	6.86

续表

满意度	样本	百分比
比较满意	1083	53.09
一般	624	30.59
不满意	173	8.48
很不满意	20	0.98
合计	2040	100

有效样本：2040，缺失值：66。

4. 门诊病人对乡镇卫生院诊疗不满意集中于医疗服务质量

根据调查数据（见表2—44），将农民对乡镇卫生院诊疗不满意的可能原因分为六类。依据占比进行排列，占比从大到小依次为"设施设备落后且不齐全"、"医护人员专业水平低"、"就诊环境差"、"服务态度差"、"药品种类缺乏"以及"其他"。可以看到，与村卫生室相同，选择次数最多的两项分别为"设施设备落后且不齐全"以及"医护人员专业水平低"，占比分别为 25.69% 以及 22.62%，且明显高于其他选项。这就说明，非住院病人对乡镇卫生院诊疗不满意的原因集中于设施设备与专业水平这两方面，并且农民选择药品种类以及服务态度这两个方面的比例分别为 11.47% 以及 15% 相对于村卫生室的有了明显的下降。这可以说明，乡镇卫生院在这两个方面要优于村卫生室。总而言之，门诊病人对乡镇卫生院诊疗不满意的原因集中于设施设备、专业水平、服务态度等医疗服务质量方面。

表 2—44　　　　　　　　门诊病人对乡镇卫生院
　　　　　　　　　诊疗不满意的原因　　　　单位：个，%

满意度	样本	百分比
设施设备落后且不齐全	327	25.69
医护人员专业水平低	288	22.62
就诊环境差	221	17.36
服务态度差	191	15
药品种类缺乏	146	11.47
其他	100	7.86
合计	1273	100

有效样本：585，缺失值：232。（由于该题为多选题，故样本合计与有效样本数不符。）

5. 门诊病人对县医院诊疗的满意度最高

在表 2—45 的 2037 个有效样本之中，可以看到，表示对县医院诊疗"非常满意"与"比较满意"的农民分别为 214 人以及 1310 人，占比分别为 10.51% 以及 64.31%，二者之和超过了 70 个百分点。同时，就这两项之和，也就是满意度与村卫生室以及乡镇卫生院进行对比，发现这两类医疗机构的满意度分别为 61.98% 与 59.95%。可以看出，患者对县医院的满意度明显高于其他两类医疗机构。因为，县医院无论从设备、环境等硬件设施，还是从医务人员技术等软件方面都要好于村一级与乡镇一级的医疗机构。而且，表示对县医院诊疗服务"不满意"与"很不满意"的占比仅分别为 4.32% 以及 0.64%，不到 5 个百分点。这就进一步表明，门诊病人对县医院提供的医疗服务在三级医院中满意度最高。

表 2—45　　　　　门诊病人对县医院诊疗的满意度　　单位：个，%

满意度	样本	百分比
非常满意	214	10.51
比较满意	1310	64.31
一般	412	20.23
不满意	88	4.32
很不满意	13	0.64
合计	2037	100

有效样本：2037，缺失值：69。

6. 门诊病人对县医院诊疗的不满意多出于医疗成本的考虑

如表 2—46 所示，考察非住院病人对县医院诊疗不满意的原因。将农民对乡镇卫生院诊疗不满意的可能原因分为八类。其中，不难看出，选择"收费高，报销比例低"这一项的最多，占比达 26.47%。同时，可以看出"排队等候时间长"这一项占比达 17.19%。因为，县级医院出于提供更为高质量的诊疗服务以及覆盖面更广的原因，收费以及接纳患者数量就会高于乡镇卫生院以及村卫生室。而且，农民在县级医院就医的报销比例也确实低于乡镇卫生院。将农民对县医院医疗条件的评价与村卫生室以及乡镇卫生院进行对比可以发现，县医院关于医疗条件方面的各项占比都在 10% 上下，远低于村卫生室与乡镇卫生院。这就说明，农民对县医院的医疗条件意见不大。综上所述，非住院病人对县医院诊疗的不满意多出于医疗成本的考虑。

表 2—46　　　　　　　门诊病人对县医院诊疗

不满意的原因　　　　　单位：个，%

满意度	样本	百分比
收费高，报销比例低	211	26.47
排队等候时间长	137	17.19
服务态度差	114	14.30
医护人员专业水平低	97	12.17
大型医疗检查设备不齐全	86	10.79
就诊环境差	77	9.66
床位紧张	75	9.41
其他	0	0
合计	797	100

有效样本：797，缺失值：206。

（二）住院病人对各级医疗机构的评价

1. 住院病人对乡镇卫生院诊疗服务的满意度低于门诊病人

分析住院病人对乡镇卫生院诊疗的满意度（见表 2—47）。农民对 5 个选项的选择占比分别为 8.18%、47.89%、33.51%、9.37% 以及 1.06%。不难看出，占比最大的为"比较满意"这个选项，为 47.89%，选择"非常满意"的农民占比为 8.18%；也就是说超过五成的住院病人对乡镇卫生院提供的诊疗服务感到满意。同时，表示对乡镇卫生院诊疗服务"不满意"与"很不满意"的农民占比之和仅为 10.43%；由以上可知，住院病人对乡镇卫生院诊疗的满意度整体较高。同时，将住院病人与非住院病人对乡镇卫生院诊疗的满意度进行对比，可以发现：在非住院病人这一人群中选择"非常满意"以及"比较满意"两项之和的占比约为60%，要高出住院病人近4个百分点。与村卫生室比较，"非常满意"以及"比较满意"两项占比之和低于村卫生室2个百分点。这就进一步说明，住院病人对乡镇卫生院诊疗的满意度稍低于门诊病人。

表2—47　　　　　　住院病人对乡镇卫生院

诊疗的满意度　　　　　　单位：个，%

满意度	样本	百分比
非常满意	62	8.18
比较满意	363	47.89
一般	254	33.51
不满意	71	9.37
很不满意	8	1.06
合计	758	100

有效样本：758，缺失值：30。

2. 医疗能力不足是导致住院病人对乡镇卫生院不满的主要因素

根据调查数据（见表2—48），将农民对乡镇卫生院诊疗不满意的可能原因分为六类。分别为"服务态度差"、"就诊环境差"、"医护人员专业水平低"、"设备落后且不齐全"、"药品种类缺乏"以及"其他"。可以看出，占比最高的两项分别为"设备落后且不齐全"以及"医护人员专业水平低"，占比分别为26.27%以及24.39%。而剩余四类中占比最大的为"就诊环境差"

这一项，占比 16.51%。所以可以看出，"设备落后且不齐全"以及"医护人员专业水平低"成了患者眼中乡镇卫生院的短板。同时，与非住院病人进行比较可以发现，非住院病人选择"设施设备落后且不齐全"以及"医护人员专业水平低"这两项的比例（25.69%、22.62%）也同样明显高于其他选项。这就进一步表明，医疗设备与医护人员是导致住院病人对乡镇卫生院不满的主要因素。

表 2—48　　　　　　　住院病人对乡镇卫生院
诊疗不满意的原因　　　　单位：个，%

满意度	样本	百分比
设备落后且不齐全	140	26.27
医护人员专业水平低	130	24.39
就诊环境差	88	16.51
服务态度差	74	13.88
药品种类缺乏	71	13.32
其他	30	5.63
合计	533	100

有效样本：533，缺失值：78。

3. 近七成住院病人对县医院诊疗表示满意

考察住院病人对县医院诊疗的满意度（见表 2—49），不难看出，在 759 个有效样本之中，选择"比较满意"这一项的农民最多，为 457 人，占比达 60.21%。而且，可以看到，也有 70 位农民选择"非常满意"这一选项，占比也接近 10%。也就是说，选择前两项的农民占比接近 70%。同时，表示对县医院诊疗服务"不满意"与"很不满意"的占比分别为 6.06% 以及 1.45%。这就进一步表明，大部分的住院病人对县医院所提供的医疗服务整体感到满意，结合上文对住院病人满意度的分析，可以发现：与门诊病人一样，近七成住院病人对县医院诊疗表示满意。

表 2—49　　　　住院病人对县医院诊疗的满意度　单位：个，%

满意度	样本	百分比
非常满意	70	9.22
比较满意	457	60.21
一般	175	23.06
不满意	46	6.06
很不满意	11	1.45
合计	759	100

有效样本：759，缺失值：29。

4. 医疗费用是影响住院病人对县医院满意度的主要原因

如表 2—50 所示，考察住院病人对县医院诊疗不满意的原因。其中，可以看出，选择"收费高，报销比例低"这一项的最多，占比达 28.50%，比占比次高的"排队等候时间长"高出了 12 个百分点。除"其他"这一项没有农民选择外，其余 6 个选项的占比从大到小依次为 16.06%、15.80%、13.21%、10.10%、8.29% 以及 8.03%。占比次高的为"排队等候时间长"这一项，但是也比"收费高，报销比例低"这一项低了 12 个百分点。这就说明，住院病人最为看重的是医疗成本。同时，对比住院病人与非住院病人对县医院诊疗不满意的原因，可以发现，在"收费高，报销比例低"这一项的选择上，住院病人比非住院病人高出了 2 个百分点。就说明住院病人或许是因为医疗成本的加大，更为看重医疗费用。

表 2—50　　　　住院病人对县医院诊疗
不满意的原因　　　　单位：个，%

满意度	样本	百分比
收费高，报销比例低	110	28.50
排队等候时间长	62	16.06
服务态度差	61	15.80
床位紧张	51	13.21
大型医疗检查设备不齐全	39	10.10
医护人员专业水平低	32	8.29
就诊环境差	31	8.03
其他	0	0
合计	386	100

有效样本：168，缺失值：64。（本题为多选题，故农户有效样本数和答案样本数之和不相等。）

本章小结

本章内容以"基层首诊"和"双向转诊"作为切入点对农村医疗供需行为进行调查分析，结果可从供给侧、需求侧和就诊影响因素三个方面加以总结。

从供给侧来看，农村县乡村医疗机构为广大农民提供了较为丰富的医疗资源，基本可以满足农村居民常见病和多发病的就诊需求。但各级医疗机构间转诊不畅，上转容易下转难。从村卫生室的调查数据来看，2014年下转诊疗最多人次的为558人次，最少人次为0人次。接收下转人次合计仅4843人，与上转人次合计25863差距明显，转诊总人数在诊疗人次中占比仅为0.02%，其中下转人数占比0.005%。乡镇卫生院情况也并不乐观，2014年上转人次合计14968，接收下转人次合计8586，分别占诊疗人次的0.005%和0.002%。此外，双向转诊程序执行不力。村卫生室转诊开具转诊单的均值为67.08人次，乡镇医院转诊开具转诊单的均值仅为147.31人次。

从需求侧来看，虽然农民对分级诊疗的政策认知水平整体较低，但农村却具备推行分级诊疗的天然条件。首先，农村地理交通特点，使得农民倾向于就近就医，60岁以上的老年人中表现更为突出。这一特点有利于分级诊疗中"基层首诊"的实施。其次，"熟人社会"的社会关系特征，使得农民对乡村医生信赖有加。在农村，乡村医生多为"赤脚医生"转化而来，他们"半农半医"，有较强的群众基础，有力地贯彻了"小病不出村"政策的实施。最后，农民普遍收入偏低，对医疗价格敏感。他们选择就诊医院时多数会考虑就医成本。农民的这一特点，有利于政府部门发挥政策引导作用，利用医疗服务价格、医报报销比例等经济杠杆有效引导分级诊疗。

从就诊影响因素来看，农村基层医疗设施的建设还需加强。对村卫生室来说，问题突出表现在两个方面，一是"基本药品无法满足需求"。二是"设备落后且不齐全"。

农民认为这些问题导致许多疾病无法在村卫生室诊治，从而迫使他们跳过村卫生室直接向上级医疗机构寻求帮助。对乡镇卫生院来说，对农民的吸引力次于村卫生室、问题集中于三个方面"设备落后且不齐全"、"医护人员专业水平低"、"服务态度差"。一方面是因为乡镇卫生院工作人员的服务态度不及村庄卫生室的"半农半医"的村医。另一方面是因为设备与技术等硬件设施和县级医院差距较大，因此造成了患者在"硬件"与"软件"两个方面都对乡镇卫生院不满。这也说明，乡镇卫生院在农村三级医疗服务体系中处于尴尬位置，农民对他们的要求不仅仅局限于诊疗能力，更多的是对医疗质量的期待。

第三章

基于分级诊疗的新农合
制度效果考察

    2002 年 10 月，我国政府明确提出各级政府要积极引导农民建立以大病统筹为主的新型农村合作医疗制度。2003 年开始，新农合的试点地区不断增加，截至 2004 年 12 月，全国共有 310 个县参加了新农合，参合率达到 72.6%。2008 年实现了全面覆盖，参合人数从试点初期的 0.8 亿逐年稳定增长。2009 年政府作出深化医疗卫生改革的重要战略部署，确立新农合的地位。2009 年的覆盖面达到农村的 80% 以上。2011 年政府对新农合和城镇居民医保补助标准均由上一年每人每年 120 元提高到 200 元，在政策范围内住院支付比例力争达到 70% 左右。截至 2012 年 6 月底，参合人数达到 8.12 亿，参合率达到 95% 以上。从 2012 年到 2014 年，新农合的补助标准都在上一年的基础上提高 40 元，2012 年个人缴费标准提高到 60 元。2013 年政策范围内住院费用报销比例提高到 75% 左右。2014 年个人缴费标准在 2013 年的基础上提高 20 元，达到每人每年 90 元左右，并且规定个人缴费应在参合时按年度一次性缴清。到 2015 年，补助标准在 2014 年的基础上提高 60 元，达到 380 元，个人缴费标准在 2014 年的基础上提高 30 元，达到 120 元左右，将政策范围内门诊和住院费用报销比例分别提高到 50% 和 75% 左右。

河南省是我国的农业和人口大省，其新农合的制度效果能够在较大程度上反映全国新农合的整体状况。2003 年 4 月，河南省政府根据国家统一部署，开展新农合试点，该年 9 月，河南省 25 个试点县首批推行该制度，这些地方农民的参合率达 70% 以上；到了 2006 年，河南省将该制度的试点县增至 64 个；2013 年，新农合的参合率达到 98.34%。自 2014 年 10 月起，河南省全面启动了新农合大病保险工作，全省参合农民切实享受到了对大病患者高额医疗费用"二次报销"的利好。实行扣除新农合累计补偿后，对个人合规自付医疗费用实行分段补偿。其中 1.5 万—5 万元（含 5 万元）部分按 50% 的比例报销，5 万—10 万元（含 10 万元）部分按 55% 的比例报销，10 万元以上部分按 65% 的比例报销，补偿的封顶线为 30 万元。2015 年，参合人员已达 8294.4 万人，参合率达 99.12%，个人缴费标准提高到年人均 90 元。补偿比例进一步提高，各阶段报销比例均在上一年的基础上提高 5%。

通过以上官方数据显示来看，制度实施 12 年以来，新农合的参保率和筹资水平稳步上升，补偿力度不断加强。然而，现实情况下，新农合在减轻农村家庭经济负担方面的实际制度效果如何呢？

本章内容，根据对河南省 145 个乡镇卫生院 214 个村卫生室 2938 个农户家庭的调查，围绕医疗费用支出及新农合补偿效果进行了问卷调查和深入访谈。在对所收集数据科学筛选与整理的基础上，运用统计分析方法对河南省农村家庭医疗支出总量、慢性病门诊支出总量、非慢性病门诊支出总量、住院支出总量以及相对应的新农合补偿情况进行分析对比，从整体上把握新农合在减轻农村家庭经济负担方面的实际制度效果，并对不同地区农村家庭、不同收入水平农村家庭的新农合制度效果进行对比分析。

第一节　农村家庭医疗支出总量及新农合补偿情况

一　绝对医疗支出及新农合补偿情况

（一）农村家庭年医疗支出平均在6000元以上，新农合补偿比例近四成

调查结果显示（见表3—1），本次调查的2938个农村家庭中，有2770个受访家庭表示过去一年产生了医疗支出，这些农村家庭过去一年内的医疗支出平均为6620.80元。其中有1099户获得新农合补偿，补偿额度平均为3968.96元，平均补偿比例达38.93%。其补偿后的年医疗支出均值由11021.48元降至7052.52元，高于未获新农合补偿家庭的3726.51元。由此可见，新农合制度在缓解农村家庭疾病经济负担方面有一定效果，但缓解程度还有待进一步提升。

表3—1　　　　农村家庭年医疗支出及
新农合补偿总体情况　单位：个，元，%

新农合	样本	均值
总体	2770	6620.80
未获补偿家庭	1671	3726.51

续表

新农合		样本	均值
获补偿家庭	补偿前	1099	11021.48
	补偿额度	1099	3968.96
	补偿后	1099	7052.52
	补偿比例	1099	38.93

总体有效样本：2770，缺失值：0。

未获补偿家庭有效样本：1671，缺失值：0。

获补偿家庭有效样本：1099，缺失值：0。

（二）低收入和高收入农村家庭的年平均医疗支出较高

考察不同家庭收入水平的农村家庭医疗支出情况，如表3—2所示可以看出，高收入家庭的户均年医疗支出最高，为7630.29元，低收入家庭的户均年医疗支出次高，为7454.08元，中低收入家庭的平均医疗总支出最低，为5745.11元。进一步的统计检验显示，河南省不同收入农村家庭的年医疗支出并无显著的统计学差异。

表3—2　不同收入组农村家庭年医疗支出对比　单位：个，元

家庭收入水平	样本	均值（元）
低收入	567	7454.08
中低收入	588	5745.11
中等收入	543	5789.76
中高收入	577	6610.40
高收入	495	7630.29

有效样本：2770，缺失值：0，$\chi^2 = 5.882$，$P = 0.208$。

（三）新农合对低收入农村家庭医疗支出的补偿效果
不及较高收入家庭

考察新农合对不同收入农村家庭年医疗支出的补偿效
果。由表3—3可见，从补偿前医疗支出来看，低收入和高
收入农村家庭的补偿前平均年医疗支出较高，分别达
13836.23元和12150.68元。从补偿额度来看，高收入家庭
农户获得的平均补偿额度最高，达5044.28元；对比而言，
低收入农村家庭获得的平均补偿额度较低，为4845.82元。
因此，在新农合补偿后，低收入农村家庭的平均医疗支出最
高，为8990.42元。从补偿比例来看，低收入农村家庭年医
疗支出的平均补偿比例最低，为36.83%；中高收入和高收
入农村家庭的平均补偿比例则相对较高，分别为42.56%和
40.43%，而且进一步的统计检验显示，新农合对河南省不同
收入农村家庭年医疗支出的补偿比例具有显著的统计学差异。

表3—3　　新农合对不同收入农村家庭年医疗支出的
补偿效果对比　　单位：个，元，%

家庭收入水平	补偿样本	补偿前均值	补偿额度均值	补偿后均值	补偿比例均值
低收入	223	13836.23	4845.82	8990.42	36.83
中低收入	239	9920.75	3206.61	6714.14	37.31
中等收入	218	9184.17	3531.09	5653.08	37.88
中高收入	212	10088.36	3306.36	6782.00	42.56
高收入	207	12150.68	5044.28	7106.40	40.43

总体有效样本：2770，缺失值：0，$\chi^2 = 3.335$，P = 0.503。

补偿前均值有效样本：1099，缺失值：0，$\chi^2 = 3.599$，P = 0.463。

新农合补偿额有效样本：1099，缺失值：0，$\chi^2 = 3.457$，P = 0.484。

补偿后均值有效样本：1099，缺失值：0，$\chi^2 = 4.272$，P = 0.370。

新农合补偿比有效样本：1099，缺失值：0，F = 2.789，P = 0.025。

（四）农村家庭年平均医疗支出的地区差距最高达4倍

从不同地市来考察新农合补偿前河南省农村家庭的年医疗支出，如表3—4所示，济源、鹤壁、南阳3地市的农村家庭年平均医疗支出均超过10000元，济源市最高，为12675.26元；对比之下，三门峡市农村家庭的年平均医疗支出最低，仅为3131.25元，省内不同地市农村家庭的年平均医疗支出差距明显。

表3—4　　　**不同地市农村家庭年医疗支出对比**　　　单位：个，元

地市	样本	均值
济源	38	12675.26
鹤壁	21	11400.00
南阳	181	10538.40
漯河	50	8709.40
信阳	216	8327.79
濮阳	137	8311.28
周口	443	7082.01
郑州	276	6499.86
驻马店	269	6104.21
新乡	177	5442.76
安阳	61	5394.20
焦作	119	5362.14
许昌	112	5241.90
商丘	270	5187.67
洛阳	122	5141.15
平顶山	110	4749.00

地市	样本	均值
开封	152	4255.80
三门峡	16	3131.25

有效样本：2770，缺失值：0，χ^2值=22.694，P=0.159。

（五）新农合对农村家庭医疗支出补偿比例的地区差距最高近2倍

对比河南省不同地市新农合对农村家庭医疗支出的补偿效果发现（见表3—5），南阳市在新农合补偿前医疗支出均值、新农合补偿额度均值及新农合补偿后医疗支出均值分别为20739.86元、6931.18元、13808.68元，这3项指标均高于河南省其他地市，三门峡市则相反，3项指标均低于其他地市。在新农合补偿比例上，济源市平均补偿比例最高，达45.40%，三门峡市最低，平均补偿比例为25.36%，新农合对河南省农村家庭医疗支出补偿比例的地区差距明显。

表3—5　　　不同地市新农合对农村家庭医疗

支出的补偿效果对比　单位：个，元，%

地市	补偿样本	补偿前均值	补偿额度均值	补偿后均值	补偿比例均值
济源	16	9450.63	4103.75	5346.88	45.40
洛阳	53	5872.83	2322.59	3550.24	44.86
平顶山	47	6104.26	2162.13	3942.13	42.23
许昌	33	8752.82	3725.73	5027.09	41.98
郑州	108	11225.02	4461.03	6763.99	40.33

续表

地市	补偿样本	补偿前均值	补偿额度均值	补偿后均值	补偿比例均值
濮阳	59	15460.51	5802.63	9657.88	40.30
驻马店	105	11262.98	3683.10	7579.89	40.11
漯河	14	6285.71	2316.43	3969.29	39.67
商丘	96	8812.94	3256.90	5556.04	39.47
安阳	20	8199.00	4134.00	4065.00	38.17
信阳	86	12355.02	4479.03	7875.99	37.95
周口	188	12980.77	4720.85	8259.92	37.87
新乡	79	8932.28	2912.47	6019.81	37.29
南阳	74	20739.86	6931.18	13808.68	36.75
开封	62	7326.05	2890.76	4435.29	36.63
焦作	41	9296.59	2421.32	6875.27	34.59
鹤壁	11	5309.09	973.64	4335.45	30.92
三门峡	7	4600.00	714.29	3885.71	25.36

补偿有效样本：2770，缺失值：0，$\chi^2 = 19.139$，P = 0.321。

补偿前有效样本：1099，缺失值：0，$\chi^2 = 13.001$，P = 0.736。

补偿额度有效样本：1099，缺失值：0，$\chi^2 = 15.437$，P = 0.564。

补偿后有效样本：1099，缺失值：0，$\chi^2 = 13.476$，P = 0.704。

补偿比例有效样本：1099，缺失值：0，$\chi^2 = 19.362$，P = 0.308。

二 相对医疗支出及新农合补偿情况

（一）农村家庭年医疗支出平均占其家庭消费支出的近 1/4

为了更真实地反映医疗支出对河南省农村家庭的影响，考察家庭医疗支出占其家庭年消费支出总量的比重，以此来反映农村家庭的相对医疗支出水平（见表 3—6）。新农合补偿前，发生医疗支出的 2566 户样本家庭，近一年的家庭医疗支出平均占到其全年家庭消费支出的 24.07%。其中，有 1015 户家庭利用新农合进行了补偿，其家庭医疗支出占家庭消费支出的比例由补偿前的 33.26% 下降至补偿后的 21.25%，下降幅度为 36.11%。

表 3—6　　　农村家庭相对医疗支出及新农合
补偿总体情况　　　　　单位：个，%

新农合		样本	均值
总体		2566	24.07
未获补偿家庭		1551	18.05
获补偿家庭	补偿前	1015	33.26
	补偿后	1015	21.25
	变化情况	1015	12.01
	变化率	1015	36.11

总体有效样本：2566，缺失值：204。

未获补偿家庭有效样本：1551，缺失值：0。

获补偿家庭有效样本：1015，缺失值：0。

（二）新农合补偿使农村家庭的灾难性卫生支出发生率下降近两成

灾难性卫生支出是指一个家庭必须通过降低基本生活支出才能应对的卫生支出，本书借鉴国内外相关研究，以家庭现金支付的医疗卫生费占家庭消费的比例超过 30% 作为灾难性卫生支出的发生标准。如表 3—7 所示，在新农合补偿前，在本次调查的 2914 户河南农村家庭中，有 737 户家庭在过去一年内的家庭医疗支出超过了其全年家庭消费支出的 30%，灾难性卫生支出发生率为 25.29%；在新农合补偿后，发生灾难性卫生支出的家庭减少至 598 户，灾难性卫生支出发生率下降至 20.52%，下降幅度为18.86%。得益于新农合制度的补偿，共有 139 户农村家庭避免了灾难性卫生支出的发生。

表 3—7　　　　灾难性卫生支出发生及新农合

补偿总体情况　　　　　单位：个，%

新农合	发生户数	发生率
补偿前	737	25.29
补偿后	598	20.52
变化情况	139	4.77
变化率	18.86	18.86

有效样本：2914，缺失值：24。

（三）低收入和高收入农村家庭的相对医疗支出较高

对比考察新农合补偿前不同收入农村家庭的相对医疗支出情况，由表 3—8 可以看出，低收入和高收入组农村家庭的年医疗支出占其家庭消费支出的平均比重相对较高，分别为 25.44% 和 25.59%；高于其他中低收入、中等收入及中高收入组家庭。但进一步的统计检验显示，河南省不同收入组农村家庭的相对医疗支出并无显著的统计学差异。

表 3—8　　　　新农合补偿前不同收入农村家庭的

相对医疗支出对比　　　　　单位：个，%

家庭收入水平	样本	均值
低收入	531	25.44

续表

家庭收入水平	样本	均值
中低收入	543	23.07
中等收入	520	22.79
中高收入	533	23.70
高收入	439	25.59

有效样本：2566，缺失值：204，$\chi^2 = 5.943$，$P = 0.203$。

（四）低收入家庭的相对医疗支出最高，但新农合补偿效果不及高收入家庭

对比新农合对不同收入农村家庭相对医疗支出的补偿效果，由表3—9可以看出，在新农合补偿前和补偿后，低收入农村家庭医疗支出占其家庭消费支出的比重均最高，分别为35.15%和22.63%；中等收入农村家庭均最低，分别为30.88%和19.99%。从补偿前后的对比来看，新农合对高收入农村家庭相对医疗支出的缓解程度最大，使其医疗支出占家庭消费支出的比重下降了39.20%，高于较低收入农村家庭。由此可见，虽然低收入农村家庭的相对医疗支出最高，但新农合对其的补偿效果却不及高收入家庭。

表3—9　　新农合对不同收入农村家庭相对医疗
支出的补偿效果对比　　单位：个，%

家庭收入水平	样本	补偿前均值	补偿后均值	变化情况	变化率
低收入	206	35.15	22.63	12.52	35.62
中低收入	222	32.47	21.39	11.08	34.12
中等收入	205	30.88	19.99	10.89	35.27

家庭收入水平	样本	补偿前均值	补偿后均值	变化情况	变化率
中高收入	198	33.52	21.24	12.29	36.66
高收入	184	34.49	20.96	13.52	39.20

有效样本：1015，缺失值：0。

（五）低收入农村家庭的灾难性卫生支出发生率较高，新农合对其缓解效果相对较弱

比较新农合补偿前后不同收入农村家庭的灾难性卫生支出发生情况，如表3—10所示，新农合补偿前，低收入和中低收入农村家庭的灾难性卫生支出发生率较高，分别为41.26%和41.42%；新农合补偿后，低收入家庭的灾难性卫生支出发生率为30.49%，仍明显高于其他收入组家庭。对比新农合补偿前后的变化情况可知，低收入和中高收入家庭灾难性卫生支出发生率的降幅相对较小，分别为26.09%和25.97%，其他收入组家庭的降幅则均超过30%。

表3—10　　新农合补偿前后不同收入农村家庭的
灾难性卫生支出发生情况对比　　单位：个，%

家庭收入	样本	补偿前		补偿后		变化情况		变化率
		户数	发生率	户数	发生率	户数	发生率	
低收入	590	92	41.26	68	30.49	24	10.77	26.09
中低收入	614	99	41.42	62	25.94	37	15.48	37.37
中等收入	589	83	38.07	53	24.31	30	13.76	36.14
中高收入	613	77	36.32	57	26.89	20	9.43	25.97
高收入	508	82	39.61	54	26.09	28	13.52	34.15

有效样本：2914，缺失值：24。

（六）不同地市农村家庭的相对医疗支出差距明显

考察不同地市新农合补偿前河南农村家庭的相对医疗支出情况，如表3—11所示，济源市农村家庭的医疗支出占家庭消费支出的平均比重最高，为29.83%；安阳市农村家庭医疗支出占家庭消费支出的平均比重最低，为17.03%，差距明显。进一步的统计检验显示，河南省不同地市农村家庭的相对医疗支出并无显著的统计学差异。

表3—11　　　　不同地市农村家庭相对
医疗支出对比　　　单位：个，%

地市	样本	均值
济源	37	29.83
漯河	44	27.37
信阳	197	27.21
新乡	163	26.34
濮阳	123	26.21
商丘	252	25.01
许昌	106	24.97
驻马店	247	24.96
南阳	167	24.87
平顶山	104	24.40
鹤壁	19	23.63
焦作	113	22.70
周口	408	22.68
郑州	255	22.38
洛阳	116	22.14

续表

地市	样本	均值
开封	141	20.62
三门峡	16	20.32
安阳	58	17.03

有效样本：2566，缺失值：144，χ^2值 = 21.667，P = 0.198。

（七）新农合对三门峡市农村家庭相对医疗支出的补偿效果最弱

比较不同地市新农合补偿前后的农村家庭相对医疗支出情况，如表3—12所示，新农合补偿前，济源市农村家庭年医疗支出占其家庭消费支出的平均比重最高，为39.55%；鹤壁市最低，为22.07%；在新农合补偿后，三门峡市农村家庭年医疗支出占其家庭消费支出的平均比重最高，为25.71%；安阳市最低，为13.12%。对比新农合补偿前后的变化情况，平顶山市农村家庭的相对医疗支出降幅最大，为43.01%；三门峡市的降幅最小，仅为12.95%，明显低于河南省其他地市。

表3—12　　不同地市新农合对农村家庭相对医疗
支出的补偿效果对比　　　单位：个，%

地市	样本	补偿前均值	补偿后均值	变化情况	变化率
平顶山	45	28.30	16.13	12.17	43.01
济源	16	39.55	22.71	16.84	42.59
洛阳	51	30.79	17.75	13.03	42.33
安阳	18	22.53	13.12	9.41	41.79

地市	样本	补偿前均值	补偿后均值	变化情况	变化率
许昌	30	31.37	19.38	11.99	38.22
漯河	14	37.01	22.91	14.10	38.11
郑州	98	30.02	18.90	11.12	37.04
南阳	68	34.28	21.75	12.53	36.55
周口	172	32.17	20.47	11.70	36.37
开封	55	30.68	19.56	11.12	36.23
商丘	91	36.72	23.55	13.17	35.87
驻马店	98	37.95	24.38	13.57	35.75
信阳	79	36.70	23.60	13.10	35.70
濮阳	52	35.32	22.74	12.58	35.61
新乡	74	34.30	23.59	10.71	31.24
焦作	38	31.28	22.31	8.96	28.66
鹤壁	9	22.07	17.64	4.42	20.05
三门峡	7	29.53	25.71	3.83	12.95

补偿前有效样本：1015，缺失值：84。

（八）济源市农村家庭的灾难性卫生支出发生率最高，不同地市的新农合补偿效果差异明显

从新农合补偿前后不同地市农村家庭的灾难性卫生支出发生情况来看（见表3—13），在新农合补偿前后，济源市农村家庭的灾难性卫生支出发生率均为最高，分别为35.90%和28.21%，明显高于其他地市。对比新农合补偿前后的变化情况，洛阳市灾难性卫生支出发生率的降幅最大，达35.48%，降幅最小的是商丘市，降幅仅为12.50%，新农合对不同地市农村家庭灾难性卫生支出的缓解程度差异明显。

表 3—13　新农合补偿前后不同地市农村家庭灾难性

卫生支出发生情况对比　　　单位：个，%

地市	样本	补偿前		补偿后		变化情况		变化率
		发生户数	发生率	发生户数	发生率	发生户数	发生率	
洛阳	130	31	23.85	20	15.38	11	8.46	35.48
安阳	64	11	17.19	8	12.50	3	4.69	27.27
开封	159	34	21.38	25	15.72	9	5.66	26.47
鹤壁	23	4	17.39	3	13.04	1	4.35	25.00
三门峡	16	4	25.00	3	18.75	1	6.25	25.00
驻马店	286	75	26.22	58	20.28	17	5.94	22.67
济源	39	14	35.90	11	28.21	3	7.69	21.43
焦作	126	30	23.81	24	19.05	6	4.76	20.00
周口	467	107	22.91	86	18.42	21	4.50	19.63
南阳	193	48	24.87	39	20.21	9	4.66	18.75
新乡	187	54	28.88	44	23.53	10	5.35	18.52
平顶山	115	33	28.70	27	23.48	6	5.22	18.18
濮阳	144	39	27.08	32	22.22	7	4.86	17.95
许昌	116	35	30.17	29	25.00	6	5.17	17.14
漯河	53	14	26.42	12	22.64	2	3.77	14.29
信阳	223	65	29.15	56	25.11	9	4.04	13.85
郑州	290	67	23.10	58	20.00	9	3.10	13.43
商丘	283	72	25.44	63	22.26	9	3.18	12.50

有效样本：2914，缺失值：0。

第二节　农村家庭慢性病日常医疗支出
及新农合补偿情况

一　慢性病日常医疗绝对支出及新农合补偿情况

（一）农村家庭年慢性病日常医疗支出平均在 5000 元以上，新农合补偿比例高于 40%

在本次调查的 2914 户河南省农村家庭中（见表 3—

14），有慢性病患者的家庭共有 917 户，占到总体的
31.5%，这些农村家庭过去一年内的慢性病日常医疗支出
平均为 5202.76 元。其中，仅有 352 户（38.4%）家庭利
用新农合进行了补偿，平均补偿额度为 2589.62 元，平均
补偿比例为 44.33%，其补偿后的年慢性病日常医疗支出均
值由 6652.05 元降至 3792.43 元，低于未获新农合补偿家庭
的 4299.84 元。上述结果表明，新农合制度在缓解慢性病日
常医疗经济负担方面效果明显，但由于受到新农合参保率、
利用率及补偿方案等因素制约，其受益面还相对有限。

表 3—14　农村家庭年慢性病日常医疗支出及新农合
补偿总体情况　　　　单位：个，元，%

新农合		样本	均值
总体		917	5202.76
未获补偿家庭		565	4299.84
获补偿家庭	补偿前	352	6652.05
	补偿额度	352	2859.62
	补偿后	352	3792.43
	补偿比例	352	44.33

总体有效样本：917，缺失值：0。

未获补偿家庭有效样本：565，缺失值：0。

获补偿家庭有效样本：352，缺失值：0。

（二）高收入农村家庭的年慢性病日常医疗支出最高

对比不同收入水平农村家庭的年慢性病日常医疗支出，
如表 3—15 所示，高收入农村家庭的年慢性病日常医疗支
出平均最高，为 6988.66 元；低收入农村家庭次之，为
5689.33 元；中低收入家庭最低，为 3858.69 元。进一步

的统计检验显示，河南省不同收入组农村家庭的慢性病日常医疗支出并无显著的统计学差异。

表3—15　　　　不同收入组农村家庭年慢性病

日常医疗支出对比　　　　单位：个，元

家庭收入水平	样本	均值
低收入	178	5689.33
中低收入	216	3858.69
中等收入	179	5010.50
中高收入	171	4788.52
高收入	173	6988.66

有效样本：917，缺失值：0，$\chi^2 = 5.866$，$P = 0.209$。

（三）新农合对高收入农村家庭慢性病日常医疗支出的补偿额度明显较高

对比新农合对河南省不同收入组农村家庭慢性病日常医疗支出的补偿效果，如表3—16所示，在新农合补偿的352户不同收入组的农村家庭中，高收入组家庭在新农合补偿前医疗支出均值、新农合补偿额度均值及新农合补偿后医疗支出均值3项指标上均高于其他收入组家庭，中低收入组家庭则相反，3项指标上均低于其他地区。在新农合补偿比例均值上，河南省不同收入组家庭补偿比例均超过40%，但差异较大，中高收入组家庭补偿比例均值最高，为48.66%，中等收入组家庭补偿比例均值最低，为40.07%，相差8.59%。进一步的统计检验结果表明，河南省不同家庭收入组在上述补偿前均值、补偿后均值、补偿比例均值3项指标上的差异均无显著的统计学意义，但不同收入水平农村家庭的补偿额度均值差异存在显著的统计学意义。

表3—16　　新农合对不同收入农村家庭慢性病日常
医疗支出的补偿效果对比　单位：个，元，%

家庭收入水平	补偿样本	补偿前均值	补偿额度均值	补偿后均值	补偿比例均值
低收入	57	7323.86	3098.00	4225.86	42.44
中低收入	91	4638.02	1686.81	2951.21	43.92
中等收入	68	7044.12	3100.00	3944.12	40.07
中高收入	67	6371.34	2530.90	3840.45	48.66
高收入	69	8639.46	4291.74	4347.72	46.42

总体有效样本：917，缺失值：0，$\chi^2 = 4.549$，P = 0.337。

补偿前均值有效样本：352，缺失值：0，$\chi^2 = 6.064$，P = 0.194。

新农合补偿额有效样本：352，缺失值：0，$\chi^2 = 9.896$，P = 0.042。

补偿后均值有效样本：352，缺失值：0，F = 0.409，P = 0.802。

新农合补偿比有效样本：352，缺失值：0，F = 1.631，P = 0.166。

（四）漯河市农村家庭的慢性病日常医疗支出明显较高

考察河南省不同地市农村家庭的年慢性病日常医疗支出情况，如表3—17所示，全省不同地市的农村家庭慢性病日常医疗支出费用主要在3000—6000元之间，其中周口、驻马店、郑州、开封、南阳、安阳、濮阳、信阳和商丘9个地市费用支出在5000—6000元之间；许昌、三门峡、新乡3地市费用支出在4000—5000元之间；焦作、济源、鹤壁、平顶山、洛阳5地市费用支出在3000—4000元之间。漯河市农村家庭的年慢性病日常医疗支出与其他地市相比最高，平均为13450元，远超过其他地市平均水平；洛阳市最低，平均为 3399 元。进一步的统计检验显示，河南省不同地市间农村家庭的慢性病日常医疗支出并无显著的统计学差异。

表 3—17   不同地市农村家庭慢性病
日常医疗支出对比   单位：个，元

地市	样本	均值
漯河	17	13450.00
周口	129	5764.76
驻马店	92	5640.14
郑州	96	5470.94
开封	45	5434.93
南阳	60	5432.50
安阳	12	5316.67
濮阳	59	5290.95
信阳	73	5270.55
商丘	90	5098.91
许昌	38	4928.68
三门峡	5	4600.00
新乡	60	4032.67
焦作	40	3893.13
济源	13	3784.62
鹤壁	7	3757.14
平顶山	41	3535.37
洛阳	40	3399.00

有效样本：917，缺失值：0，$\chi^2 = 7.491$，$P = 0.976$。

（五）新农合对农村家庭慢性病日常医疗支出补偿比例的地区差距最高超 2 倍

对比河南省不同地市新农合对慢性病日常医疗支出的补偿效果，如表 3—18 所示，在新农合补偿的 352 户不同地市的农村家庭中，濮阳市农村家庭在新农合补偿前后的慢性病日常医疗支出均最高，分别为 9600 元和 5913.18 元，但补偿比例仅为 40.86%，排在全省的第 13 位。三门峡市农村家庭在新农合补偿前的慢性病日常医疗支出最低，均值为 2500 元，补偿比例为 32.5%，排在全省的第 16 位。平顶山市农村家庭在新农合补偿后的慢性病日常医疗支出最低，均值为 1549.23 元，补偿比例为 57.18%，位居全省第一。安阳市的新农合补偿比例最低，均值为 26.22%。进一步的统计检验结果表明，河南省不同地市在上述 4 项指标上的差异均无显著的统计学意义。

表 3—18　不同地市新农合对农村家庭慢性病日常医疗
支出的补偿效果对比　　单位：个，元，%

地市	补偿样本	补偿前均值	补偿额度均值	补偿后均值	补偿比例均值
平顶山	13	4038.46	2489.23	1549.23	57.18
开封	24	6123.33	3364.17	2759.17	50.85
许昌	9	3688.89	1758.89	1930.00	50.56
商丘	28	8014.29	2876.43	5137.86	50.06
新乡	22	3376.36	1505.91	1870.45	47.41
驻马店	40	8980.58	3413.75	5566.83	44.91
郑州	40	6919.00	2954.75	3964.25	44.39
济源	8	4187.50	2000.00	2187.50	43.96

续表

地市	补偿样本	补偿前均值	补偿额度均值	补偿后均值	补偿比例均值
信阳	27	5722.22	2835.19	2887.04	43.27
南阳	20	6480.00	2773.00	3707.00	43.24
漯河	5	3600.00	1650.00	1950.00	42.26
周口	55	8327.27	3891.27	4436.00	41.13
濮阳	22	9600.00	3686.82	5913.18	40.86
洛阳	18	3861.11	1487.78	2373.33	38.70
焦作	12	4116.67	1499.67	2617.00	38.38
三门峡	2	2500.00	900.00	1600.00	32.50
鹤壁	4	5625.00	750.00	4875.00	27.50
安阳	3	7666.67	2760.00	4906.67	26.22

总体有效样本：917，缺失值：0，$\chi^2 = 21.165$，$P = 0.219$。

补偿前均值有效样本：352，缺失值：0，$F = 0.562$，$P = 0.918$。

新农合补偿额有效样本：352，缺失值：0，$F = 0.265$，$P = 0.999$。

补偿后均值有效样本：352，缺失值：0，$\chi^2 = 12.946$，$P = 0.740$。

新农合补偿比有效样本：352，缺失值：0，$F = 1.142$，$P = 0.312$。

二　慢性病日常医疗相对支出及新农合补偿情况

（一）农村家庭慢性病日常医疗支出平均占其家庭消费支出的两成以上

为了更真实地反映慢性病日常医疗支出对河南省农村家庭的影响，考察慢性病日常医疗支出占农村家庭消费支出的比重。如表3—19所示，有慢性病患者的853户农村家庭，近一年的慢性病日常医疗支出占到其全年家庭消费支出的比重平均为20.76%。其中，有336户（39.4%）

家庭利用新农合进行了补偿，其慢性病日常医疗支出占家庭消费支出的比例由补偿前的 22.07% 下降至补偿后的 12.33%，下降幅度为 44.13%。

表 3—19　　　　慢性病日常医疗相对支出及新农合
补偿总体情况　　　　　单位：个，%

新农合		样本	均值
总体		853	20.76
未获补偿家庭		517	19.91
获补偿家庭	补偿前	336	22.07
	补偿后	336	12.33
	变化情况	336	9.74
	变化率	336	44.13

总体有效样本：853，缺失值：64。

未获补偿家庭有效样本：517，缺失值：48。

获补偿家庭有效样本：336，缺失值：16。

（二）新农合补偿农村家庭的慢性病日常医疗灾难性卫生支出发生率下降了近 1/4

如表 3—20 所示，在新农合补偿前，在本次调查的 2914 户河南农村家庭中，有 209 户家庭在过去一年内的慢性病日常医疗支出超过了其全年家庭消费支出的 30%，灾难性卫生支出发生率为 7.17%；在新农合补偿后，发生灾难性卫生支出的家庭减少至 157 户，灾难性卫生支出发生率下降至 5.39%，下降幅度为 24.88%。得益于新农合制度的补偿，有 52 户农村家庭避免了慢性病日常医疗灾难性卫生支出的发生。

表 3—20　　　慢性病日常医疗灾难性卫生支出发生
及新农合补偿总体情况　　　单位：个，%

新农合	发生户数	发生率
补偿前	209	7.17
补偿后	157	5.39
变化情况	52	1.78
变化率	24.88	24.88

有效样本：2914，缺失值：24。

（三）低收入农村家庭的慢性病日常医疗相对支出最高

对比不同收入农村家庭的慢性病日常医疗相对支出，如表 3—21 所示，低收入农村家庭的年慢性病日常医疗支出占其家庭消费支出的平均比重最高，为 23.38%；中低收入组最低，平均为 18.28%。但进一步的统计检验显示，河南省不同收入组家庭间农村家庭的慢性病日常医疗相对支出并无显著的统计学差异。

表 3—21　　　　不同收入农村家庭慢性病日常
医疗相对支出对比　　　单位：个，%

家庭收入水平	样本	均值
低收入	171	23.38
中低收入	202	18.28
中等收入	169	20.09
中高收入	161	20.63
高收入	150	22.00

有效样本：853，缺失值：64，$F = 1.783$，$P = 0.130$。

（四）低收入农村家庭慢性病日常医疗相对支出最高，但新农合补偿效果最弱

对新农合补偿前后不同收入农村家庭的慢性病日常医疗相对支出进行考察。如表3—22所示，在新农合补偿前和补偿后，低收入农村家庭的慢性病日常医疗支出占其家庭消费支出的平均比重均最高，分别为24.07%和14.21%，中低收入组在补偿前最低，为20.18%，中等收入组在补偿后最低，为11.54%。从补偿前后的对比来看，中高收入农村家庭慢性病日常医疗相对支出的降幅最大，为49.04%，低收入农村家庭的降幅最小，为40.96%。

表3—22　　新农合对不同收入农村家庭慢性病日常
医疗相对支出的补偿效果对比　　单位：个，%

家庭收入水平	样本	补偿前均值	补偿后均值	变化情况	变化率
低收入	55	24.07	14.21	9.86	40.96
中低收入	89	20.18	11.68	8.50	42.12
中等收入	64	20.83	11.54	9.30	44.65
中高收入	65	22.92	11.68	11.24	49.04
高收入	63	23.38	13.09	10.29	44.01

有效样本：336，缺失值：16。

（五）低收入农村家庭慢性病日常医疗的灾难性卫生支出发生率较高，但新农合对其缓解效果最弱

考察新农合补偿前后不同收入农村家庭的慢性病日常医疗灾难性卫生支出的发生情况。如表3—23所示，新农合补偿前，高收入家庭慢性病日常医疗的灾难性卫生支出发生率最高，为8.66%，其次是低收入家庭，为8.14%；

新农合补偿后，低收入组家庭慢性病日常医疗的灾难性卫生支出发生率升至最高，为 6.78%。对比新农合补偿前后的变化情况，高收入农村家庭慢性病日常医疗灾难性卫生支出发生率的降幅最大，为 29.55%；低收入组家庭的降幅最小，仅为 16.67%。

表 3—23　新农合补偿前后不同收入组农村家庭慢性病
日常灾难性卫生支出发生情况对比　单位：个，%

家庭收入水平	样本	补偿前		补偿后		变化情况		变化率
		发生户数	发生率	发生户数	发生率	发生户数	发生率	
低收入	590	48	8.14	40	6.78	8	1.36	16.67
中低收入	614	39	6.35	29	4.72	10	1.63	25.64
中等收入	589	37	6.28	28	4.75	9	1.53	24.32
中高收入	613	41	6.69	29	4.73	12	1.96	29.27
高收入	508	44	8.66	31	6.10	13	2.56	29.55

有效样本：2914，缺失值：24。

（六）不同地市农村家庭的慢性病日常医疗相对支出差距明显

考察新农合补偿前不同地市农村家庭的慢性病日常医疗相对支出，如表 3—24 所示，漯河、三门峡、信阳、济源、许昌、新乡、驻马店、商丘、平顶山、开封、南阳、周口 12 地市农村家庭的年慢性病日常医疗支出占其家庭消费支出的平均比重超过 20%，其中漯河市的平均比重最高，为 28.42%。安阳、郑州、洛阳、濮阳、焦作、鹤壁 6 地市的年慢性病日常医疗支出占其家庭消费支出的比重不足 20%，其中鹤壁市的平均比重最低，为 12.33%。但进一步的统计检验显示，河南省不同地市农村家庭的慢性病日常医疗相对支出并无显著的统计学差异。

表 3—24　　　　不同地市农村家庭慢性病日常
医疗相对支出对比　　单位：个，%

地市	样本	均值
漯河	16	28.42
三门峡	5	25.83
信阳	64	25.00
济源	13	23.46
许昌	34	23.12
新乡	58	22.68
驻马店	88	22.08
商丘	85	21.36
平顶山	38	21.22
开封	42	20.57
南阳	55	20.27
周口	120	20.19
安阳	12	19.81
郑州	87	19.54
洛阳	37	17.58
濮阳	53	16.47
焦作	39	15.50
鹤壁	7	12.33

有效样本：853，缺失值：64，$F = 0.920$，$P = 0.550$。

（七）安阳市农村家庭的慢性病日常医疗相对支出最高，新农合对鹤壁市农村家庭慢性病日常医疗相对支出的补偿效果最弱

对不同地市新农合补偿前后农村家庭慢性病日常医疗支出占家庭消费支出的比重进行考察。如表 3—25 所示，在新农合补偿前后，安阳市农村家庭的慢性病日常医疗支出占其家庭消费支出的平均比重均最高，分别为 30.80% 和 22.92%；在新农合补偿前，南阳市农村家庭的慢性病日常医疗支出占其家庭消费支出的评价比重最低，为 14.56%，补偿后，许昌市农村家庭的慢性病日常医疗相对支出最低，为 7.01%。从补偿前后的对比来看，平顶山市、许昌市两地新农合补偿对于该地市农村家庭慢性病日常医疗相对支出的缓解程度最大，使得慢性病日常医疗支出占家庭消费支出的平均比重分别下降了 62.24% 和 60.16%，相比之下新农合补偿对于鹤壁市农村居民慢性病日常医疗相对支出的缓解程度最低，仅为 15.21%，明显低于其他地市。

表 3—25　　不同地市新农合对农村家庭慢性病日常
医疗相对支出的补偿效果对比　　单位：个，%

地市	样本	补偿前均值	补偿后均值	变化情况	变化率
平顶山	13	26.43	9.98	16.45	62.24
许昌	8	17.61	7.01	10.59	60.16
开封	24	20.47	9.12	11.36	55.47
南阳	17	14.56	7.45	7.11	48.85
商丘	27	22.90	12.12	10.78	47.08

地市	样本	补偿前均值	补偿后均值	变化情况	变化率
济源	8	20.43	11.27	9.17	44.87
新乡	22	22.06	12.19	9.87	44.73
漯河	5	19.16	10.59	8.57	44.72
信阳	24	23.63	13.19	10.44	44.18
郑州	35	20.80	12.09	8.71	41.87
洛阳	17	18.50	10.79	7.72	41.71
濮阳	22	20.38	11.92	8.47	41.54
周口	54	23.28	13.64	9.64	41.43
驻马店	39	28.93	17.15	11.78	40.72
焦作	12	16.49	11.39	5.09	30.89
三门峡	2	15.00	11.00	4.00	26.67
安阳	3	30.80	22.92	7.88	25.57
鹤壁	4	16.45	13.95	2.50	15.21

有效样本：336，缺失值：16。

（八）漯河市农村家庭的慢性病日常医疗灾难性卫生支出发生率最高，不同地市的新农合补偿效果差异明显

考察新农合补偿前后不同地市农村家庭慢性病日常医疗的灾难性卫生支出发生情况。如表3—26所示，在新农合补偿前后，漯河市农村家庭慢性病日常医疗的灾难性卫生支出发生率均最高，分别为11.32%和9.43%；新农合补偿前安阳市和焦作市农村家庭的慢性病日常医疗灾难性卫生支出发生率最低，分别为3.13%和3.17%，而在新农合补偿后，洛阳市农村家庭的慢性病日常医疗灾难性卫生支出发生率降至最低，为3.08%。对比新农合补偿前后的

变化情况，洛阳和开封两地市的慢性病日常医疗灾难性卫生支出发生率的降幅最大，均为50%；焦作、鹤壁、安阳、三门峡4地市农村家庭的慢性病日常医疗灾难性卫生支出在新农合补偿前后没有任何变化。

表3—26　　不同地市新农合补偿前后慢性病日常

灾难性卫生支出发生情况对比　　单位：个，%

地市	样本	补偿前		补偿后		变化情况		变化率
		发生户数	发生率	发生户数	发生率	发生户数	发生率	
洛阳	130	8	6.15	4	3.08	4	3.07	50.00
开封	159	10	6.29	5	3.14	5	3.15	50.00
平顶山	115	10	8.70	6	5.22	4	3.48	40.00
濮阳	144	10	6.94	6	4.17	4	2.77	40.00
济源	39	3	7.69	2	5.13	1	2.56	33.33
信阳	223	23	10.31	17	7.62	6	2.69	26.09
商丘	283	24	8.48	18	6.36	6	2.12	25.00
驻马店	286	21	7.34	16	5.59	5	1.75	23.81
周口	467	29	6.21	23	4.93	6	1.28	20.69
郑州	290	15	5.17	12	4.14	3	1.03	20.00
许昌	116	11	9.48	9	7.76	2	1.72	18.18
漯河	53	6	11.32	5	9.43	1	1.89	16.67
新乡	187	18	9.63	15	8.02	3	1.61	16.67
南阳	193	13	6.74	11	5.70	2	1.04	15.38
焦作	126	4	3.17	4	3.17	0	0.00	0.00
鹤壁	23	1	4.35	1	4.35	0	0.00	0.00
安阳	64	2	3.13	2	3.13	0	0.00	0.00

地市	样本	补偿前		补偿后		变化情况		变化率
		发生户数	发生率	发生户数	发生率	发生户数	发生率	
三门峡	16	1	6.25	1	6.25	0	0.00	0.00

有效样本：2914，缺失值：24。

第三节 农村家庭非慢性病日常医疗支出及新农合补偿情况

一 非慢性病日常医疗绝对支出及新农合补偿情况

（一）农村家庭非慢性病日常医疗支出近 2000 元，获新农合补偿的家庭仅占 26.8%

通过对河南省农村家庭非慢性病日常医疗支出及新农合补偿情况进行考察，由表 3—27 所示可以看出，农村家庭非慢性病日常医疗支出均值为 1977.06 元；其中有新农合补偿的家庭仅占所有样本家庭的 26.8%，而 73.2% 的家庭没有新农合补偿。获得补偿的家庭补偿前支出均值为 2772 元，新农合补偿金额均值为 1044.10 元，补偿比例平均为 43.33%。总体可以看出，虽然新农合对非慢性病医疗支出补偿比例达到 40% 以上，一定程度上缓解了农村家庭非慢性病日常医疗的经济压力，但新农合对农村家庭非慢性病日常医疗补偿覆盖率较低，其受益范围还是相对较窄。

表 3—27　　　　非慢性病日常医疗支出及新农合
补偿总体情况　　　单位：个，元，%

新农合	样本	均值
总体	2693	1977.17

续表

新农合		样本	均值
未获补偿家庭		1971	1686.02
获补偿家庭	补偿前	722	2772
	补偿额度	722	1044.10
	补偿后	722	1727.90
	补偿比例	722	43.33

总体有效样本：2693，缺失值：0。

未获补偿家庭有效样本：1971，缺失值：0。

获补偿家庭有效样本：722，缺失值：0。

（二）不同收入组农村家庭户均非慢性病日常医疗支出差距最高达 691.83 元

通过对河南省 2693 个有效样本的调查发现（见表 3—28），在补偿前，中等收入家庭非慢性病日常医疗支出最低，均值为 1656.99 元；中高收入家庭支出最高，均值为 2348.82 元，两者相差 691.83 元，而其他收入组家庭的非慢性病日常医疗支出相对比较均衡。进一步的统计检验显示，河南省不同收入农村家庭非慢性病医疗支出均值并无显著的统计学差异。

表 3—28　　　　　**不同收入组农村家庭非慢性病**
日常医疗支出对比　　　　单位：个，元

家庭收入水平	样本	均值（元）
低收入	545	1839.62
中低收入	574	2075.13
中等收入	528	1656.99
中高收入	565	2348.82
高收入	481	1931.03

有效样本：2693，缺失值：0，$\chi^2 = 6.580$，$P = 0.160$。

（三）不同收入农村家庭非慢性病日常医疗补偿比例差距较大，低收入组农村家庭的新农合补偿比例明显较低

对比新农合对不同收入农村家庭补偿额度及比例的数据分析，可以看出，从补偿金额来看，中高收入家庭户均补偿金额为 1079.58 元，处于中等水平，略高于低收入和中等收入家庭，但低于中低收入和高收入家庭；从补偿比例来看，中高收入家庭户均补偿比例最大，为 49.49%；低收入家庭户均补偿比例最小，为 39.86%。进一步的统计检验显示，新农合对河南省不同收入农村家庭非慢性病日常医疗支出的补偿比例存在极其显著的统计学差异，低收入农村家庭获得补偿的比例明显较低。

表 3—29 新农合对不同收入农村家庭非慢性病日常
医疗支出的补偿效果对比   单位：个，元，%

家庭收入水平	补偿样本	补偿前均值	补偿额度均值	补偿后均值	补偿比例均值
低收入	165	2778.12	932.55	1845.57	39.86
中低收入	143	3457.41	1145.35	2312.07	40.86
中等收入	145	2072.70	698.23	1374.47	43.81
中高收入	147	2548.12	1079.58	1468.54	49.49
高收入	122	3061.20	1444.61	1616.60	42.91

补偿有效样本：722，缺失值：0，$\chi^2 = 5.196$，$P = 0.268$。

补偿前有效样本：722，缺失值：0，$F = 0.695$，$P = 0.596$。

补偿额度有效样本：722，缺失值：0，$\chi^2 = 5.348$，$P = 0.253$。

补偿后有效样本：722，缺失值：0，$F = 0.656$，$P = 0.623$。

补偿比例有效样本：722，缺失值：0，$F = 4.095$，$P = 0.003$。

（四）农村家庭非慢性病日常医疗绝对支出的地区差距最高达4.6倍

为了考察不同地区农村家庭非慢性病日常医疗支出的绝对情况，通过对 2693 个总体有效样本的调查分析，从表 3—30 可以发现，共 937 户家庭产生非慢性病医疗支出，在补偿前，济源市地区农村家庭非慢性病医疗支出均值最高，为 5611.35 元，而安阳市地区农村家庭非慢性病医疗支出均值最低，为 1230.26 元，前者是后者的 4.6 倍。其他地区农村家庭非慢性病日常医疗绝对支出也存在明显差异。然而，进一步的统计检验显示，河南省不同城市间农村家庭非慢性病医疗支出均值并无显著的统计学差异。

表 3—30　　　　不同地市农村家庭非慢性病
医疗支出对比　　　　单位：个，元

地市	样本	均值
济源	37	5611.35
南阳	129	3274.71
信阳	92	3194.43
平顶山	96	2177.94
焦作	45	2059.22
鹤壁	60	1852.38
新乡	12	1846.98
三门峡	59	1806.67
郑州	73	1799.03
漯河	90	1786.40
许昌	38	1754.94
周口	5	1719.56

地市	样本	均值
驻马店	60	1661.54
商丘	40	1609.70
濮阳	13	1555.07
洛阳	7	1549.16
开封	41	1374.56
安阳	40	1230.26

总体有效样本：2693，缺失值：0，$\chi^2 = 16.878$，$P = 0.463$。

（五）新农合对农村家庭非慢性病日常医疗支出补偿比例的地区差距最高近 1.7 倍

通过对不同地区补偿前后非慢性病医疗支出补偿效果的数据分析，由表 3—31 可以发现，从补偿前均值看，南阳市农村家庭户均非慢性病医疗支出最高，为 7157 元，漯河市最低，为 787.50 元；从补偿金额来看，南阳市家庭户均补偿金额为 2494.75 元，处于最高水平；但从补偿比例来看，济源市家庭户均补偿比例最大，为 50.44%，三门峡市家庭户均补偿比例最小，为 29.33%，前者是后者的 1.7 倍。可见，南阳市在补偿前农村家庭户均非慢性日常病医疗支出最高，但补偿后济源市家庭补偿效果最显著。

表 3—31　　不同地区新农合对非慢性病日常医疗支出的补偿效果对比　　单位：个，元，%

地市	补偿样本	补偿前均值	补偿额度均值	补偿后均值	补偿比例均值
郑州	62	2846.94	881.31	1965.63	44.66

续表

地市	补偿样本	补偿前均值	补偿额度均值	补偿后均值	补偿比例均值
济源	11	4097.27	1412.73	2684.55	50.44
焦作	21	1790.48	828.48	962	44.16
许昌	26	2041.65	794.58	1247.08	45.42
鹤壁	10	1070	291	779	37.42
漯河	8	787.50	322.50	465	49.19
新乡	51	3498.04	1159.31	2338.73	40.68
安阳	18	1287.78	561.11	726.67	41.56
三门峡	6	2450	533.33	1916.67	29.33
洛阳	35	1838.57	826.79	1011.79	47.74
南阳	50	7157	2494.75	4662.25	43.26
平顶山	34	2661.76	1000.29	1661.47	42.64
开封	38	1875.13	729.92	1145.21	39.77
信阳	57	3921.61	1649.42	2272.19	45.90
濮阳	34	1702.06	668.97	1033.09	47.14
驻马店	69	2168.41	936.88	1231.52	43.17
商丘	58	2046.55	795.90	1250.66	43.07
周口	134	2404.19	930.56	1473.63	41.61

补偿有效样本：2693，缺失值：0，$\chi^2 = 26.617$，$P = 0.064$。

补偿前有效样本：722，缺失值：0，$\chi^2 = 19.255$，$P = 0.314$。

补偿额度有效样本：722，缺失值：0，$\chi^2 = 13.210$，$P = 0.722$。

补偿后有效样本：722，缺失值：0，$\chi^2 = 14.802$，$P = 0.610$。

补偿比例有效样本：722，缺失值：0，$F = 0.625$，$P = 0.874$。

二　非慢性病日常医疗相对支出及新农合补偿情况

（一）非慢性病日常医疗支出占家庭消费支出的11%左右，补偿后降至7.95%

为了更加真实地考察河南省非慢性病日常医疗支出占

家庭消费支出的比重，通过对 2473 个有效样本的调查分析发现（见表3—32），补偿前非慢性病医疗支出平均占家庭消费支出的 10.91%，补偿后医疗支出占家庭消费支出的比重降至 7.95%，新农合补偿金额占家庭消费支出的 4.99%，补偿比例将近 40%。可见，非慢性病日常医疗支出在补偿后，在一定程度上减少了医疗支出在家庭支出中的比重，这说明新农合对减轻非慢性病医疗支出引起的经济压力有一定的积极作用。

表3—32　　　　非慢性病日常医疗相对支出及新农合
补偿总体情况　　　　单位：个，%

新农合		样本	均值
总体		2473	10.91
未获补偿家庭		1831	10.17
获补偿家庭	补偿前	662	12.94
	补偿后	662	7.95
	变化情况	662	4.99
	变化率	662	38.56

总体有效样本：2473，缺失值：200。

未获补偿家庭有效样本：1831，缺失值：140。

获补偿家庭有效样本：662，缺失值：60。

（二）新农合补偿后 14% 的非慢性病日常医疗灾难性卫生支出被避免

如表3—33 所示，在新农合补偿前，在本次调查的 2914 户河南农村家庭中，有 218 户家庭在过去一年内的非慢性病日常医疗支出超过了其全年家庭消费支出的 30%，灾难性卫生支出发生率为 7.48%；在新农合补偿后，发生灾难性卫生支出的家庭减少至 187 户，灾难性卫生支出发生率下降至 6.42%，下降幅度为 14.17%。得益于新农合制度的补偿，有 31 户农村家庭避免了非慢性病日常医疗灾难性卫生支出的发生。

表 3—33　　　　非慢性病日常医疗灾难性卫生支出
及新农合补偿总体情况　　　　单位：个，%

新农合	发生户数	发生率
补偿前	218	7.48
补偿后	187	6.42
变化情况	31	1.06
变化率	14.17	14.17

有效样本：2914，缺失值：24。

（三）补偿前农村低收入家庭非慢性病日常医疗支出负担最重

考察新农合补偿前不同收入组农村家庭的非慢性病日常医疗相对支出情况，由表 3—34 可以看出，低收入农村家庭的年非慢性病日常医疗支出占其家庭消费支出的比重最高，平均为 11.74%；中等收入家庭最低，平均为 9.99%，其他则处于中间的均衡水平，可见，相对于其他收入组家庭，农村低收入家庭非慢性病日常医疗支出负担最重。然而，进一步统计结果显示，河南省不同收入组补偿前农村户均非慢性病相对支出并无显著的统计学差异。

表 3—34　　　　　不同收入农村家庭非慢性病日常

医疗相对支出对比　　　　单位：个，%

家庭收入水平	样本	均值
低收入	509	11.74
中低收入	530	10.89
中等收入	505	9.99
中高收入	522	11.32
高收入	427	10.53

有效样本：2493，缺失值：200，F=926，P=0.448。

（四）新农合对高收入家庭的补偿效果明显优于低收入家庭

对比不同收入家庭新农合补偿前后，非慢性病日常医疗支出占家庭消费支出的比重，由表 3—35 可以看到，补偿前，低收入家庭医疗支出占比为 14.17%，相对高于其他收入水平家庭；中等收入家庭医疗支出占比最低，为 11.18%。补偿后，低收入家庭医疗支出占比仍然最高，为 8.88%；中等收入家庭医疗支出占比最低，为 7.25%。与此同时，高收入家庭的变化率最高，为 44.11%。由此可见，低收入家庭非慢性病日常医疗支出占家庭消费支出的比重最大，高收入家庭补偿效果最为显著，表明低收入家庭非慢性病带来的经济压力相对较大。

表 3—35　　新农合对不同收入组农村家庭非慢性病

相对医疗支出的补偿效果对比　　单位：个，%

家庭收入水平	样本	补偿前均值	补偿后均值	变化情况	变化率
低收入	149	14.17	8.88	5.30	37.40

续表

家庭收入水平	样本	补偿前均值	补偿后均值	变化情况	变化率
中低收入	134	12.82	8.30	4.51	35.18
中等收入	134	11.18	7.25	3.94	35.24
中高收入	136	13.13	7.70	5.43	41.36
高收入	109	13.33	7.45	5.88	44.11

有效样本：662，缺失值：60。

（五）新农合补偿对降低高收入家庭灾难性卫生支出发生率效果突出

对比不同收入水平的家庭在新农合补偿前后非慢性病日常医疗灾难性卫生支出的发生率发现（见表3—36），补偿前，低收入家庭灾难性卫生支出发生率最高，为8.81%；其次为中高收入家庭，为8.16%；中等收入家庭发生率最低，为5.60%。补偿后，低收入家庭灾难性卫生支出发生率依然最高，为7.29%；高收入家庭发生率最低，为4.72%。补偿前后，高收入家庭灾难性卫生支出发生率降低了29.41%，降幅最大；中等收入家庭灾难性卫生支出发生率降低了3.03%，降幅最小。整体而言，新农合在降低农村家庭灾难性卫生支出率方面发挥着一定的积极作用，但其补偿效果对于高收入家庭最为明显。

表3—36　　补偿前后不同收入组农村家庭非慢性病
日常医疗灾难性卫生支出情况对比　　单位：个，%

家庭收入水平	样本	补偿前		补偿后		变化情况		变化率
		户数	发生率	户数	发生率	户数	发生率	
低收入	590	52	8.81	43	7.29	9	1.52	17.31

续表

家庭收入水平	样本	补偿前		补偿后		变化情况		变化率
		户数	发生率	户数	发生率	户数	发生率	
中低收入	614	49	7.98	41	6.68	8	1.30	16.33
中等收入	589	33	5.60	32	5.43	1	0.17	3.03
中高收入	613	50	8.16	47	7.67	3	0.49	6.00
高收入	508	34	6.69	24	4.72	10	1.97	29.41

总体有效样本：2914，缺失值：24。

（六）不同地区农村家庭非慢性病日常医疗相对支出高低不等，差距最高近2倍

为了考察不同地区农村家庭户均非慢性病日常医疗支出的相对情况，通过对2493个有效样本的调查分析，由表3—37可以发现，在补偿前，河南省许昌市农村家庭户均非慢性病日常医疗支出占家庭消费支出的比重最高，为13.57%，而安阳市则相对最低，为7.57%，两者相差近2倍，其他地区农村家庭非慢性病日常医疗支出占家庭消费支出的也存在明显差别。然而，进一步的统计检验显示，河南省不同地区农村家庭非慢性病日常医疗支出均值并无显著的统计学差异。

表3—37　　　　不同地市农村户均非慢性病日常
医疗相对支出对比　　　单位：个，%

地市	样本	均值
许昌	104	13.57
三门峡	15	13.06

续表

地市	样本	均值
信阳	187	12.94
济源	36	12.63
平顶山	101	11.70
驻马店	238	11.54
焦作	110	11.43
新乡	159	11.37
濮阳	120	10.95
商丘	248	10.94
开封	139	10.86
周口	395	10.47
鹤壁	19	10.40
南阳	160	10.39
洛阳	113	9.71
郑州	247	9.24
漯河	44	8.40
安阳	58	7.57

有效样本：2493，缺失值：200，$\chi^2 = 16.778$，$P = 0.469$。

（七）新农合对农村家庭非慢性病日常医疗相对支出补偿比例的地区差距最高达 3 倍

通过对不同地市补偿前后非慢性病医疗支出补偿效果的数据分析，由表 3—38 可以看出，从补偿前均值看，三门峡市农村家庭户均非慢性病医疗支出占家庭消费支出的比重最高为 19.31%，安阳市最低为 5.99%；从补偿后均值来看，三门峡市农村家庭户均非慢性病医疗支出占家庭消费支出的比重仍然最高，为 16.19%，远高于其他城市；而且从变化率来看，焦作市家庭户均补偿比例最大，为 49.07%，三门峡市家庭户均补偿比例最小，为 16.21%，前者是后者的 3 倍，地区间差距明显。

表 3--38　　不同地市新农合对农村家庭非慢性病
相对医疗支出的补偿效果对比　　单位：个，%

城市	补偿样本	补偿前均值	补偿后均值	变化情况	变化率
郑州	55	7.97	5.04	2.93	36.76
济源	11	17.70	11.19	6.51	36.78
焦作	18	7.50	3.82	3.68	49.07
许昌	24	13.71	8.05	5.68	41.43
鹤壁	8	6.75	5.25	1.50	22.22
漯河	8	7.16	3.80	3.35	46.79
新乡	48	13.43	8.95	4.48	33.39
安阳	16	5.99	3.58	2.41	40.23
三门峡	6	19.31	16.19	3.13	16.21
洛阳	34	13.79	7.30	6.49	47.06
南阳	48	14.69	8.75	5.94	40.44
平顶山	33	11.83	7.34	4.49	37.96
开封	34	15.28	10	5.29	34.62
信阳	53	14.98	8.41	6.57	43.86
濮阳	30	9.59	5.47	4.12	42.96
驻马店	63	15.81	9.67	6.15	38.90
商丘	54	14.69	9.62	5.08	34.58
周口	119	12.99	8.05	4.94	38.03

有效样本：662，缺失值：60。

（八）近一半地区补偿前后农村家庭非慢性病日常医疗灾难性卫生支出发生率无变化

对比不同地区的家庭在新农合补偿前后灾难性卫生支出的发生率，由表3—39可以发现，补偿前后，虽然洛阳市农村家庭非慢性病灾难性卫生支出发生率由补偿前的6.15%下降为补偿后的3.83%，降幅为37.50%，成效显著，然而，通过进一步对比发现，郑州、焦作、鹤壁、漯河、安阳、三门峡和平顶山等将近一半的城市，补偿前后，灾难性卫生支出的发生率没有变化。可见，虽然新农合在降低农村家庭灾难性卫生支出率方面发挥着一定的积极作用，但从近一半地区补偿前后农村家庭非慢性病灾难性卫生支出的发生率没有变化可以看出，其补偿效果并不明显。

表3—39　补偿前后不同地市农村家庭非慢性病
日常医疗灾难性卫生支出对比　单位：个，%

地市	样本	补偿前		补偿后		变化情况		变化率
		发生户数	发生率	发生户数	发生率	发生户数	发生率	
洛阳	130	8	6.15	5	3.85	3	2.31	37.50
南阳	193	9	4.66	6	3.11	3	1.55	33.33
驻马店	286	27	9.44	19	6.64	8	2.80	29.63
济源	39	5	12.82	4	10.26	1	2.56	20.00
濮阳	144	10	6.94	8	5.56	2	1.39	20.00
信阳	223	26	11.66	22	9.87	4	1.79	15.38
周口	467	34	7.28	29	6.21	5	1.07	14.71
新乡	187	14	7.49	12	6.42	2	1.07	14.29
开封	159	11	6.92	10	6.29	1	0.63	9.09
许昌	116	15	12.93	14	12.07	1	0.86	6.67

续表

地市	样本	补偿前		补偿后		变化情况		变化率
		发生户数	发生率	发生户数	发生率	发生户数	发生率	
商丘	283	19	6.71	18	6.36	1	0.35	5.26
郑州	290	16	5.52	16	5.52	0	0.00	0.00
焦作	126	10	7.94	10	7.94	0	0.00	0.00
鹤壁	23	1	4.35	1	4.35	0	0.00	0.00
漯河	53	2	3.77	2	3.77	0	0.00	0.00
安阳	64	2	3.13	2	3.13	0	0.00	0.00
三门峡	16	1	6.25	1	6.25	0	0.00	0.00
平顶山	115	8	6.96	8	6.96	0	0.00	0.00

有效样本：2914，缺失值：24。

第四节　农村家庭住院医疗支出
及新农合补偿情况

一　住院医疗绝对支出及新农合补偿情况

（一）农村家庭年住院医疗支出平均在 14000 元左右，未获新农合补偿的家庭比例仍占 29%

如表 3—40 所示，在本次调查的 2914 户河南省农村家庭中，有住院医疗支出的家庭共有 580 户，占到总体的 19.90%，这些农村家庭过去一年内的住院医疗支出平均为 14214.08 元。其中，约有 411 户（70.86%）家庭利用新农合进行了补偿，平均补偿额度为 6329.60 元，平均补偿比例为 48.02%，其补偿后的年住院医疗支出均值由 14995.78 元降至 8666.18 元，低于未获新农合补偿家庭的 12313.02 元。但仍有 29.14% 的家庭未获得新农合补偿。

表 3—40   **住院医疗支出及新农合**

补偿总体情况   单位：个，元，%

新农合		样本	均值
总体		580	14214.08
未获补偿家庭		169	12313.02
获补偿家庭	补偿前	411	14995.78
	补偿额度	411	6329.60
	补偿后	411	8666.18
	补偿比例	411	48.02

（二）低收入家庭住院医疗支出最高，与其他收入组家庭最高差距达 10000 元

从不同收入水平考察新农合补偿前河南农村家庭的年住院医疗支出，如表 3—41 所示，低收入组农村家庭的年住院医疗支出最高，平均为 21058.76 元；中低收入组最低，平均为 10574.37 元。然而进一步的统计检验显示，五类不同收入组农村家庭的住院医疗支出并无显著的统计学差异。

表 3—41   **不同收入农村家庭住院**

医疗支出情况   单位：个，元

家庭收入水平	样本	均值
低收入	105	21058.76
中低收入	128	10574.37
中等收入	106	12944.03
中高收入	114	14634.04
高收入	127	12906.52

有效样本：580，缺失值：0，$\chi^2 = 3.301$，$P = 0.509$。

（三）新农合对不同收入组农村家庭住院医疗支出的补偿比例较为均衡

对比河南省不同收入组家庭新农合对住院医疗支出的补偿效果，如表3—42所示，在新农合补偿的411户不同收入组的农村家庭中，虽然不同收入组家庭在补偿前后住院支出水平差异较大，但在新农合补偿比例均值上，不同收入组家庭补偿比例较为均衡，均超过45%，其中中低收入组家庭补偿比例最大，均值为49.31%，中高收入组家庭补偿比例最小，均值为45.20%。进一步的统计检验结果表明，河南省不同家庭收入组在上述4项指标上的差异均无显著的统计学意义。

表3—42　　　新农合对不同收入农村家庭住院
医疗支出的补偿效果对比　　单位：个，元，%

家庭收入水平	样本	补偿前均值	补偿额度均值	补偿后均值	补偿比例均值
低收入	73	26368.08	10276.16	16091.92	48.75
中低收入	98	10248.16	4582.61	5665.55	49.31
中等收入	75	12516.89	6103.13	6413.76	47.13
中高收入	71	15033.52	5249.01	9784.51	45.20
高收入	94	13063.06	6082.91	6980.15	48.96

有效样本：580，缺失值：0，$\chi^2 = 6.784$，$P = 0.148$。

有效样本：411，缺失值：0，$\chi^2 = 6.744$，$P = 0.150$。

有效样本：411，缺失值：0，$\chi^2 = 4.546$，$P = 0.337$。

有效样本：411，缺失值：0，$\chi^2 = 7.642$，$P = 0.106$。

有效样本：411，缺失值：0，$F = 0.497$，$P = 0.738$。

（四）不同地区农村家庭的住院医疗绝对支出差距最高达 36000 元

从不同地区来考察新农合补偿前河南省农村家庭的年住院医疗支出，如表 3—43 所示，全省不同地区的农村家庭住院医疗支出差距明显，部分地区的农村家庭住院医疗支出在6000—20000 元之间，部分地市的农村家庭住院医疗支出在20000—50000 元之间。其中鹤壁地区的农村家庭住院医疗支出最高，均值为 43550 元，与医疗支出水平最低的平顶山地区差距高达 36000 元。然而进一步的统计检验显示，河南省不同地市间农村家庭的住院医疗支出并无显著的统计学差异。

表 3—43　　　不同地区新农合补偿前农村家庭
住院医疗支出对比　　　单位：个，元

地市	样本	均值
鹤壁	4	43550.00
济源	9	24982.22
南阳	47	21525.53
安阳	10	19020.00
濮阳	34	18179.41
周口	93	17787.77
信阳	47	16085.11
驻马店	48	14433.33
郑州	60	13140.20
洛阳	28	10961.07
许昌	19	10882.11
新乡	41	9801.95
漯河	12	9791.67

地市	样本	均值
焦作	25	9740.00
商丘	57	9038.60
开封	25	7900.00
平顶山	21	6876.19

有效样本：580，$\chi^2 = 13.537$，$P = 0.633$。

（五）新农合对农村家庭住院医疗支出的补偿比例地区差距最高达 1.6 倍

对比河南省不同地区新农合对住院医疗支出的补偿效果，如表 3—44 所示，在新农合补偿的 411 户不同地区的农村家庭中，南阳市在新农合补偿前医疗支出均值最高，为 26997.06 元，但补偿比例仅为 41.81%，排在全省的第 16 位。平顶山市在新农合补偿前的医疗支出最低，均值为 4650 元，补偿比例为 51.23%，排在全省的第 6 位。这说明住院医疗绝对支出的大小与补偿比例大小无对应关系。安阳地区的补偿比例最高，补偿比例均值为 62.45%；鹤壁地区的补偿比例最低，补偿比例均值为 39.74%。两地区差距高达近 1.6 倍。进一步的统计检验结果表明，河南省不同地市在上述 4 项指标上的差异均无显著的统计学意义。

表 3—44　　　　不同地区新农合对住院医疗
支出的补偿效果对比　单位：个，元，%

地市	补偿样本	补偿前均值	补偿额度均值	补偿后均值	补偿比例均值
安阳	5	17600.00	12860.00	4740.00	62.45

续表

地市	补偿样本	补偿前均值	补偿额度均值	补偿后均值	补偿比例均值
许昌	9	15617.78	9606.67	6011.11	60.42
洛阳	23	5735.22	2929.57	2805.65	56.46
济源	7	9262.86	4874.29	4388.57	52.34
漯河	8	4937.50	2700.00	2237.50	51.67
平顶山	16	4650.00	2203.13	2446.88	51.23
郑州	43	14230.51	7185.12	7045.40	50.28
周口	60	22811.05	2876.43	13664.30	49.42
驻马店	34	16550.00	5456.76	11093.24	49.04
新乡	30	11156.00	4594.33	6561.67	46.92
商丘	43	9320.93	3413.75	4996.28	45.89
开封	18	8444.44	3930.56	4513.89	45.50
信阳	32	15781.25	6707.19	9074.06	45.29
焦作	18	9661.11	3548.89	6112.22	45.22
濮阳	28	20439.29	8517.86	11921.43	42.31
南阳	34	26997.06	9785.59	17211.47	41.81
鹤壁	3	8066.67	1600.00	6466.67	39.74

有效样本：580，$X^2 = 14.493$，$P = 0.562$。

有效样本：411，$X^2 = 18.382$，$P = 0.302$。

有效样本：411，$X^2 = 13.607$，$P = 0.628$。

有效样本：411，$X^2 = 22.067$，$P = 0.141$。

有效样本：411，$X^2 = 19.070$，$P = 0.265$。

二　住院医疗相对支出及新农合补偿情况

（一）住院医疗支出平均占到农村家庭消费支出的30%以上，补偿后降至17.82%

为了更真实地反映住院经济负担对河南省农村家庭的影

响，本书进一步考察了住院医疗支出占家庭消费支出的比重。如表3—45所示，在新农合补偿前，有住院病患的532户农村家庭，近一年的住院医疗支出占到其全年家庭平均消费支出的31.67%。其中，有381户（71.6%）家庭利用新农合进行了补偿，其住院医疗支出占家庭消费支出的比例由补偿前的32.57%下降至补偿后的17.82%，下降幅度为45.26%，在一定程度上反映了新农合对住院大病的保障效果。

表3—45　　　　　住院医疗相对支出及新农合
补偿总体情况　　　　　单位：个，%

新农合		样本	均值
总体		532	31.67
未获补偿家庭		151	29.41
获补偿家庭	补偿前	381	32.57
	补偿后	381	17.82
	变化情况	381	14.74
	变化率	381	45.26

总体有效样本：532，缺失值：48。

未获补偿家庭有效样本：151，缺失值：18。

获补偿家庭有效样本：381，缺失值：30。

（二）新农合补偿减少了近43%的住院灾难性卫生支出发生

根据常规推断，住院卫生灾难性卫生支出更易发生。通过数据分析结果显示（见表3—46），在新农合补偿前，在本次调查的2914户河南农村家庭中，有241户家庭在过去一年内的住院医疗支出超过了其全年家庭消费支出的30%，灾难性卫生支出发生率为8.27%；在新农合补偿后，发生灾难性卫生支出的家庭减少至 103 户，灾难性卫生支出发生率下降至 4.74%，下降幅度为 42.74%。这进一步说明新农合对住院医疗支出的补偿效果，能够在一定程度上减少"因病致贫、因病返贫"现象。

表 3—46　　　　住院灾难性卫生支出发生及新农合
补偿总体情况　　　　单位：个，%

新农合	发生户数	发生率
补偿前	241	8.27
补偿后	138	4.74
变化情况	103	3.53
变化率	42.74	42.74

有效样本：2914，缺失值：24。

（三）补偿前农村低收入家庭住院医疗相对支出最高

从不同收入组家庭来考察新农合补偿前河南农村家庭的住院医疗相对支出，如表 3—47 所示，低收入组农村家庭的年住院医疗支出占其家庭消费支出的比重最高，平均为 35.71%；中低收入组最低，平均为 27.33%。但进一步的统计检验显示，河南省不同收入组家庭间农村家庭的住院医疗相对支出并无显著的统计学差异。

表 3—47　　　　不同收入组农村家庭住院
医疗相对支出对比　　　　单位：个，%

家庭收入水平	样本	均值
低收入	99	35.71

续表

家庭收入水平	样本	均值
中低收入	112	27.33
中等收入	102	33.45
中高收入	105	32.44
高收入	114	30.14

有效样本：532，缺失值：48，$\chi^2 = 7.262$，$P = 0.123$。

（四）低收入农村家庭住院医疗相对支出最高，新农合对其补偿效果不突出

对不同收入组家庭新农合补偿前后住院医疗支出占家庭消费支出的比重进行考察。如表3—48所示，在新农合补偿前和补偿后，低收入组农村家庭的住院医疗支出占其家庭消费支出的平均比重均最高，分别为39.33%和21.25%。但从补偿前后的对比来看，低收入组家庭的新农合补偿使其住院医疗相对支出下降了45.97%，同其他收入水平家庭相比，补偿效果并不突出。

表3—48　　　新农合对不同收入组农村家庭住院
医疗相对支出的补偿效果对比　　单位：个，%

家庭收入水平	样本	补偿前均值	补偿后均值	变化情况	变化率
低收入	69	39.33	21.25	18.08	45.97
中低收入	89	27.24	14.91	12.33	45.26
中等收入	71	33.16	17.54	15.62	47.10
中高收入	67	34.69	20.30	14.39	41.48
高收入	85	30.48	16.38	14.10	46.26

有效样本：381，缺失值：30。

（五）新农合对中低收入农村家庭住院灾难性卫生支出发生的缓解效果最好

考察不同收入组家庭新农合补偿前后灾难性卫生支出的发生情况。如表3—49所示，新农合补偿前，高收入组家庭的住院灾难性卫生支出发生率最高，为10.24%，中低收入组家庭最低，为6.51%；新农合补偿后，中高收入组家庭的住院灾难性卫生支出发生率最高，为5.87%，中低收入组家庭最低，为2.93%。对比新农合补偿前后的变化情况，中低收入组家庭的住院灾难性卫生支出发生率的降幅最大，为55%，这说明新农合对中低收入农村家庭住院灾难性卫生支出发生的缓解效果最好。

表3—49　新农合补偿前后不同收入组农村家庭住院
灾难性卫生支出发生情况对比　单位：个，%

家庭收入水平	样本	补偿前		补偿后		变化情况		变化率
		发生户数	发生率	发生户数	发生率	发生户数	发生率	
低收入	590	45	7.63	29	4.92	16	2.71	35.56
中低收入	614	40	6.51	18	2.93	22	3.58	55.00
中等收入	589	52	8.83	27	4.58	25	4.24	48.08
中高收入	613	52	8.48	36	5.87	16	2.61	30.77
高收入	508	52	10.24	28	5.51	24	4.72	46.15

有效样本：2914，缺失值：24。

（六）补偿前农村家庭住院医疗相对支出地区差距高达1.7倍

从不同地区来考察新农合补偿前河南农村家庭的住院医疗相对支出，如表3—50所示，只有开封、许昌、平顶山、焦作 4 地市的年住院医疗支出占其家庭消费支出的比重在 20%—30%之间，其中开封市的比重最低，均值为24.29%。其他各地市的年住院医疗支出占其家庭消费支出的比重均大于 30%，其中鹤壁市的比重最高，均值为41.28%，与开封地区相比差距高达 1.7 倍。但进一步的统计检验显示，河南省不同地区间农村家庭的住院医疗相对支出并无显著的统计学差异。

表 3—50　　　　　不同地区农村家庭住院
医疗相对支出对比　　　单位：个，%

地市	样本	均值
鹤壁	4	41.28
济源	9	38.23
濮阳	30	34.58
安阳	9	34.57
周口	81	33.26
商丘	54	32.84
南阳	42	32.75
信阳	41	32.71
驻马店	46	32.07
漯河	12	31.65
洛阳	26	31.54
郑州	55	31.34
新乡	39	30.01
焦作	25	28.17
平顶山	20	27.52

续表

地市	样本	均值
许昌	17	26.44
开封	22	24.29

有效样本：532，缺失值：48，χ^2值＝5.050，P＝0.995。

（七）新农合补偿后不同地区农村家庭的住院医疗相对支出差距进一步拉大

对不同地区新农合补偿前后住院医疗支出占家庭消费支出的比重进行考察。如表3—51所示，在新农合补偿前不同地区农村家庭的住院医疗相对支出最高相差1.6倍；但在新农合补偿后不同地区农村家庭的住院医疗相对支出最高差距则上升至2.6倍，与补偿前相比差距进一步拉大。另外，从补偿前后的对比来看，安阳地区的新农合补偿对于该地市农村家庭住院医疗相对支出的缓解程度最大，使得住院医疗支出占家庭消费支出的比重下降了75.28%，鹤壁地区相比之下的缓解程度最低，新农合补偿前后仅下降了23.86%。

表3—51　　　　不同地区新农合对住院医疗
相对支出的补偿效果对比　　　单位：个，%

地市	样本	补偿前均值	补偿后均值	变化情况	变化率
安阳	4	35.61	8.80	26.81	75.28
许昌	9	26.04	10.59	15.45	59.32
洛阳	21	27.16	12.26	14.90	54.86
济源	7	33.22	15.43	17.79	53.56

地市	样本	补偿前均值	补偿后均值	变化情况	变化率
平顶山	15	24.06	11.68	12.38	51.46
漯河	8	31.99	16.02	15.97	49.93
郑州	39	33.25	17.27	15.99	48.08
周口	56	35.50	19.37	16.12	45.42
开封	15	23.66	13.05	10.61	44.86
焦作	18	26.93	15.08	11.85	44.00
商丘	43	33.65	18.92	14.73	43.77
驻马店	33	33.69	19.06	14.64	43.44
新乡	28	30.59	17.71	12.88	42.11
南阳	30	35.36	20.49	14.86	42.04
信阳	28	38.40	22.82	15.58	40.58
濮阳	24	35.90	21.56	14.35	39.96
鹤壁	3	24.94	18.99	5.95	23.86

有效样本：381，缺失值：30。

（八）新农合对不同地区住院灾难性卫生支出发生的缓解效果差距明显

考察不同地市新农合补偿前后农村家庭住院灾难性卫生支出的发生情况。由表3—52可以看出，新农合对不同地区住院灾难性卫生支出发生的缓解效果差距明显。洛阳地区的住院灾难性卫生支出发生率的缓解程度最大，降幅为63.64%；而济源、鹤壁两地市的灾难性卫生支出发生率没有发生任何变化。

表 3—52　　　不同地市新农合补偿前后住院灾难性

卫生支出发生情况对比　　　单位：个，%

地市	样本	补偿前		补偿后		变化情况		变化率
		发生户数	发生率	发生户数	发生率	发生户数	发生率	
洛阳	130	11	8.46	4	3.08	7	5.38	63.64
郑州	290	28	9.66	11	3.79	17	5.86	60.71
开封	159	5	3.14	2	1.26	3	1.89	60.00
许昌	116	6	5.17	3	2.59	3	2.59	50.00
商丘	283	30	10.60	15	5.30	15	5.30	50.00
焦作	126	10	7.94	6	4.76	4	3.17	40.00
新乡	187	20	10.70	12	6.42	8	4.28	40.00
信阳	223	18	8.07	11	4.93	7	3.14	38.89
驻马店	286	21	7.34	13	4.55	8	2.80	38.10
平顶山	115	8	6.96	5	4.35	3	2.61	37.50
濮阳	144	16	11.11	10	6.94	6	4.17	37.50
周口	467	38	8.14	24	5.14	14	3.00	36.84
漯河	53	6	11.32	4	7.55	2	3.77	33.33
安阳	64	3	4.69	2	3.13	1	1.56	33.33
南阳	193	15	7.77	10	5.18	5	2.59	33.33
济源	39	4	10.26	4	10.26	0	0.00	0.00
鹤壁	23	2	8.70	2	8.70	0	0.00	0.00
三门峡	16	0	0.00	0	0.00	0	0.00	—

有效样本：2914，缺失值：24。

第五节　基于分级诊疗的新农合制度效果及其问题分析

一　新农合政策的效果分析

通过调查，河南新农合政策在缓解农村家庭疾病经济负担、降低灾难性卫生支出发生率、增强大病风险抵御能力等方面均取得了一定的"减负"效应。

（一）住院负担缓解效果显著

2014 年，河南省在全国率先全面开展新农合大病保险工作。同时，河南省卫生计生委会同省财政厅等有关部门不断优化补偿方案，在提高整体补偿标准的基础上，积极探索建立重大疾病保障机制，坚持按照病种或住院费用支出作为标准进行新农合补偿。新农合大病保障能力提升，农民住院经济负担得到有效缓解。2014 年，河南省参合人员在乡、县、市、省级医疗机构实际住院补偿比分别提高到 75.43%、55.29%、41.72% 和 38.85%。调查结果也显示，在获得报销的农村家庭中，住院医疗支出占家庭消费支出的比例由补偿前的 32.57% 下降至补偿后的 17.82%，下降幅度为 45.29%；新农合补偿减少了近 43% 的住院灾难性卫生支出的发生。

（二）统筹慢性病门诊，缓解门诊负担

2006 年开始，河南省将慢性病门诊医疗费用纳入统筹基金支付范围，并逐步将病种范围提高到 15 种，补偿比例逐步提高到按不低于 70% 的比例进行补偿。通过调查发现，在利用新农合进行补偿的农村家庭中，慢性病日常门诊费用的实际补偿比例已达到 44.33%，补偿前后慢性病

日常门诊费用占家庭消费支出的比重下降了44.13%，灾难性卫生支出发生率下降了24.88%。

（三）新农合参合率、利用率较高

从2004年起，河南省逐步推行定点医疗机构即时结报工作，目前已经全面实现了县、市、省级定点医疗机构的即时结报，并在全省范围内实现了常态化的跨区域即时结报，跨区域即时结报率已达到95%以上。同时，河南省建立了定点医疗机构的准入退出机制，通过定期的考评督导和不定期的暗访抽查，切实规范医疗机构的诊疗行为；建立了医药费用的警告与通报制度，通过新农合服务信息网络平台对参合居民的医药费用及其补偿情况进行实时监测，及时查处医疗机构的不合理费用；在坚持和推广按病种付费的基础上，积极探索总额预算等多种费用控制方式，以规范医疗服务行为，控制医药费用。这些举措方便参合农民获取补偿，提高新农合的参合率、利用率。2014年，全省参合人员为8266.88万人，全年享受新农合补偿的参合人员共1.97亿人次，年人均受益2.39次。调查结果也发现，在过去一年产生住院医疗支出的农户样本中，实际利用新农合进行补偿的比例达84.46%。

二　新农合制度实施过程中存在的问题

尽管新农合政策在缓解农村家庭疾病经济负担方面取得了比较明显的成效，但在实施过程中仍存在一定的问题需要改进。

（一）受益面还有待扩展

在过去一年产生住院、慢性病日常门诊、非慢性病日常门诊等医疗支出的农户样本中，未利用新农合进行补偿的比例分别为 15.54%、54.26% 和 68.09%，实际利用率仍有待提高。究其原因，一方面是由于部分农村居民对新农合政策的认知和理解水平有限，缺乏对新农合补偿的有效利用；另一方面是由于新农合"保大病"的制度目标与农民的实际医疗服务利用之间存在偏差，新农合的实际受益面还比较窄。

（二）受益程度还有待提高

新农合政策的受益程度是衡量其政策绩效的重要指标，反映的是新农合政策给农民带来的实际效益。考察实际补偿比例，从对新农合实际利用较好的住院医疗支出来看，新农合对样本农户住院医疗支出的补偿额度均值为6329.6元，平均补偿比例为 48.02%。但在新农合补偿后，获补偿家庭医疗支出占其家庭消费支出的平均比重仍达 17.82%，仍有 4.74% 的样本家庭因住院医疗发生灾难性卫生支出。可以看出，新农合在一定程度上缓解了农村居民的"看病贵"问题，但其实际受益程度还有待提高，这可能同农村居民的就诊流向、新农合制度的筹资水平、统筹层次及补偿方案设计等因素有关。

（三）低收入家庭受益效果有待改善

调查发现，低收入家庭的新农合补偿效果相对较差。一是低收入家庭医疗支出获得补偿的比例相对较低，其总体医疗支出的平均补偿比例仅为 36.83%，比中高收入家庭医疗支出的平均补偿比例低了近 6 个百分点。二是新农合补偿对低收入家庭疾病经济负担的缓解程度低。在获取新农合补偿的农村家庭中，低收入家庭补偿前平均年医疗支出占家庭消费支出的比重为 35.15%，补偿后比重虽然下降至 22.63%，但其降幅仅为 35.62%，低于高收入家庭的 39.20%。这可能与不同收入人群的医疗服务利用行为及新农合本身的补偿方案设计有关。

本章小结

建立和完善新农合制度，是党中央、国务院为增强农民抵御大病风险的能力、保护农民身体健康、促进农村经济发展和社会稳定作出的重大决策，对构建社会主义和谐社会具有重大意义。新农合的建立实施，将对我国农村医疗保障问题的解决产生重大的影响。真正让农民看得起病、看得好病，使医疗服务真正做到便民、利民、取信于民，促进农村医疗工作的健康发展。对于中国社会，尤其是农村来说，新农合具有极为重要的意义。它有助于农村贫困重要根源的消除，有助于过大的城乡差距的缓解，有助于社会对农民的有效反哺，更有助于农村防疫体系的完善。

本章重点以河南省不同地市农村家庭为研究对象，利用问卷调查和深入访谈法收集相关资料，并分别从绝对量和相对量两个角度，对农村家庭的医疗支出总量及新农合补偿情况、慢性病日常医疗支出及新农合补偿情况、非慢性病日常医疗支出及新农合补偿情况、农村家庭住院医疗支出及新农合补偿情况进行实证分析。调查研究发现，河南省农村家庭的总体疾病经济负担较重，住院费用和慢性病日常医疗费用是农村家庭主要的疾病经济负担；新农合的总体制度效果有限，对于慢性病的门诊补偿还有待加强；同时新农合还存在一定的逆向补偿倾向。

因此，在坚持立足新农合制度减轻广大农村家庭疾病经济负担的政策目标下，今后应从优化新农合制度设计，加强新农合政策宣教和加快农村基层医疗服务体系建设等方面入手来改进新农合制度的实际效果。

第四章

基于分级诊疗的农村慢性病患者
健康管理效果评价

　　随着农村经济发展和农民生活方式的转变，高血压、糖尿病等慢性病的发病率呈逐年上升趋势，疾病负担也不断加重，慢性病防控已经成为患者及其家庭乃至社会共同关注的热点问题。慢性病健康管理是国家基本公共卫生服务项目的重要内容，是促进基本公共卫生服务逐步均等化的重要内容，是落实预防为主的卫生工作的重大举措，是深化医药卫生体制改革的重要工作。

　　本章内容，根据对河南省 145 个乡镇卫生院 214 个村卫生室 2938 个农户家庭的调查，从慢性病的疾病负担、慢性病健康管理的实施状况、患者和医疗机构对慢性病效果的评价等多个角度、多个层面进行研究，力图全方位地考察当前河南省农村慢性病健康管理的成效，为政府决策提供依据。

第一节　农村慢性病健康管理的实施状况

一　农村慢性病患病率及医疗负担

（一）慢性病患病率

据本调查数据显示：超过三成的农户家中有慢性病患

者，慢性病的患病率从北到南、从西到东依次呈递减趋势，豫南地区患有糖尿病和高血压的比例最高；经济发展水平较高和较低的地区慢性病患病率较高。

1. 超三成农户家中有慢性病患者

对 2938 个农户进行关于"家中是否患有慢性病"的调查（见表 4—1），表示家中有人患慢性病的有 955 个，占 32.60%。进一步对高血压和糖尿病两种常见慢性病患病率进行调查，家中有人患慢性病的为 32.47%。

表 4—1   慢性病患病率   单位：%

慢性病患病率	是否患慢性病		合计
	是	否	
家庭中是否有人患慢性病	32.60	67.40	100（2929）
家庭中是否有人患高血压和糖尿病	32.47	67.53	100（2886）

慢性病患病率有效样本：2929。

高血压糖尿病患病率有效样本：2886。

2. 豫北地区慢性病患病率最高，豫东地区最低

对调查数据进行东、南、西、北①四个不同区域划分的统计结果显示（见表 4—2）：豫北、豫西、豫南、豫东地区的慢性病患病率依次递减，分别为 34.21%、33.72%、32.83%、31.21%，且不同地域的慢性病患病率具有显著差异（P＝0.005）。

———————

① 豫东：周口市、驻马店市、开封市、漯河市、商丘市；豫南：南阳市、信阳市、许昌市；豫西：三门峡市、洛阳市、平顶山市；豫北：安阳市、鹤壁市、新乡市、焦作市、濮阳市、济源市、郑州市。

表 4—2　　　　　　**不同区域农户慢性病患病率**　　　单位：%

区域分组	是否患慢性病		合计
	是	否	
豫北	34.21	65.79	100
豫西	33.72	66.28	100
豫南	32.83	67.17	100
豫东	31.21	68.79	100

有效样本：2905，P＝0.005。

3. 高收入地区慢性病患病率最高

按经济发展水平的不同①分析数据发现（见表 4—3）：农户慢性病患病率具有显著的地区差异（P＝0.005），高收入地区农户的慢性病患病率最高为 33.73%，其次是低收入地区。

表 4—3　　　　　　**不同经济发展水平农户**
慢性病患病率　　　单位：%

经济水平分组	是否患慢性病		合计
	是	否	
高水平	33.73	66.27	100
中等	31.32	68.68	100
低水平	33.07	66.93	100

有效样本：2905，P＝0.005。

---

① 通过 2014 年农村居民家庭人均纯收入反映地区经济发展水平：高收入（10000 元及以上）：郑州、济源、焦作、许昌、鹤壁中等收入（8000—10000 元）：漯河、新乡、安阳、三门峡、洛阳、南阳、平顶山、开封；低收入（8000 元及以下）：信阳、濮阳、驻马店、商丘、周口。

4. 低收入地区的高血压和糖尿病患病率最低

分析不同经济发展水平地区农户高血压、糖尿病患病率情况（见表4—4），可以看到经济发展水平较低地区的患病率最低，为 29.79%，差距具有统计学意义（P=0.003）。

表4—4　　　　　**不同经济水平群体糖尿病**

和高血压患病率　　　　　单位：%

经济水平分组	是否患高血压、糖尿病		合计
	是	否	
高水平	32.86	67.14	100
中等	33.30	66.70	100
低水平	29.79	70.21	100

有效样本：2863，P=0.003。

（二）慢性病医疗负担

1. 慢性病户均医疗费用超5000元，近一成超万元

对926户家中有慢性病患者的慢性病医疗支出金额分析发现（见表4—5）：户均支出约5202.76元；支出在2000元以下的有413户，占44.99%；支出超过10000元的有77户，占8.39%。由此可以看出，有慢性病患者的家庭慢性病医疗支出在4000元以内的占绝大多数，但同时，还有近一成的农户家庭慢性病医疗支出在1万元以上，可能给农户家庭带来较大的疾病负担。

表4—5　　　　　**慢性病医疗支出分布情况**　　　单位：元，个，%

慢性病医疗支出分组	样本数	占比
（0，2000]	413	44.99

续表

慢性病医疗支出分组	样本数	占比
（2000，4000]	186	20.26
（4000，6000]	138	15.03
（6000，8000]	41	4.47
（8000，10000]	63	6.86
（10000，∞）	77	8.39
合计	918	100

2. 超过七成慢性病农户家庭，慢性病门诊支出占非住院医疗支出比重超过50%

对926户家中有慢性病患者的慢性病支出与非住院医疗支出比重分析发现（见表4—6）：比重在75%—100%的农户最多为371，占比43.7%；比重在50%—75%的农户为273，占比32.16%，数据分析说明慢性病门诊支出已经成为农户非住院花费支出中的一大部分，统计支出比重50%—100%的农户比例为75.86%，即超过七成慢性病农户家庭，慢性病门诊支出占非住院医疗支出比重超过50%。

表4—6　　　　　　　慢性病门诊支出占非住院
医疗支出比重　　　　　　单位：个，%

支出比重分组	样本数	占比
（0%，25%]	46	5.42
（25%，50%]	159	18.73
（50%，75%]	273	32.16
（75%，100]	371	43.70
合计	849	100

3. 慢性病医疗费用的报销情况

（1）只有不到四成农户慢性病费用得到报销。

由表4—7可以看到，在917个有慢性病医疗支出的农户中，有352位表示慢性病花费得到报销，占38.39%；由此可见，仍有六成的农户慢性病花费未得到报销。

表4—7　　　　　　慢性病医疗支出报销情况　　　　单位：个，%

是否报销	样本数	占比
是	352	38.39
否	565	61.61
合计	917	100

（2）近2/3的农户报销比例在50%以内。

进一步对352户费用得到报销的农户分析发现（见表4—8），户均的报销比例为44.33%，其中报销比例介于25%—50%之间最高，为43.18%；其次是报销比例在50%—75%之间，为28.13%。由分析数据可见，近2/3的农户的报销比例在50%以内，只有极少数农户的报销比例超过75%。

表4—8　　　　　　慢性病医疗支出报销比例　　　　单位：个，%

报销比例分组	样本数	占比
（0，25%]	80	22.73
（25%，50%]	152	43.18
（50%，75%]	99	28.13
（75%，100%]	21	5.97
合计	352	100

（3）慢性病户均报销近3000元，近七成农户报销低于2000元。

对352个农户的慢性病医疗费用报销金额分析发现（见表4—9）：平均每户报销金额约为2896.62元；其中报销金额在2000元以内的农户占68.75%；其次为2000—4000元之间，占16.48%；另外有3.69%的农户报销金额超出10000元。总之，慢性病医疗费用报销金额平均近3000元，近七成农户报销金额低于2000元。

表4—9　　　　　　慢性病医疗报销分布情况　单位：元，个，%

慢性病医疗报销分组	样本数	占比
（0，2000］	242	68.75
（2000，4000］	58	16.48
（4000，6000］	22	6.25
（6000，8000］	9	2.56
（8000，10000］	8	2.27
（10000，∞）	13	3.69
合计	352	100

4. 慢性病医疗费用支出的负担

本调查通过分析慢性病医疗花费占家庭支出和家庭收入的比重，考察慢性病对农户家庭造成的负担，特别是"灾难性医疗支出"的状况。

（1）慢性病造成约5%农户家庭的"灾难性医疗支出"。

本调查考察926个有慢性病农户的慢性病支出占家庭支出的比重，以考察慢性病负担，获得853个有效样本。

如表4—10所示，样本农户中，平均每个农户的慢性病负担为20.76%。进一步对样本农户报销前的慢性病负担进行分组分析，负担在10%以内的占比为43.03%，10%—20%的占比为20.16%，20%—30%的占比为12.31%，30%以上的占比为24.50%。医疗保险报销后，如表4—11所示，样本农户医疗负担的占比分别为50.88%、19.93%、10.79%、18.41%。可以看到，有慢性病医疗支出的家庭"灾难性医疗支出"①的发生率，报销前为24.50%，报销后为18.40%。再从本次调查的2938个农户总样本来看，慢性病造成7.11%的农户家庭发生"灾难性医疗支出"，医疗报销制度使这一比例降低到5.34%。

表4—10　　　　　　　**报销前慢性病负担**　　　　单位：个，%

负担分组	样本数	占比
（0%，10%]	367	43.03
（10%，20%]	172	20.16
（20%，30%]	105	12.31
（30%，100]	209	24.50
合计	853	100

表4—11　　　　　　　**报销后慢性病负担**　　　　单位：个，%

负担分组	样本数	占比
（0%，10%]	434	50.88

---

① 按照世界卫生组织关于家庭"灾难性医疗支出"的界定，家庭现金支付的医疗卫生费用占家庭总消费性支出的比例超过一定的界定标准，就可称之为"灾难性医疗支出"。灾难性医疗支出的发生率则是指被界定为灾难性医疗支出的家庭占全部样本家庭的百分比。根据国际经验和我国的实际情况，本报告将灾难性医疗支出界定标准设定为30%。

续表

负担分组	样本数	占比
（10%，20%]	170	19.93
（20%，30%]	92	10.79
（30%，100]	157	18.40
合计	853	100

（2）经济发展水平较高地区"灾难性医疗支出"的农户比例较低。

虽然，不同区域、经济发展水平农户的慢性病医疗费用支出导致农户出现"灾难性医疗支出"的结果，不具有统计学意义，但从具体数据来看（见表4—12），豫东地区和经济发展水平较高地区慢性病医疗费用支出，导致"灾难性医疗支出"的发生比例较低。

表4—12　　　　　不同区域、经济发展水平的

慢性病负担　　　　　单位：个，%

慢性病负担		（0%，20%]	（20%，40%]	（40%，100%]	合计
区域分组	豫北	83.89	12.75	3.36	100（149）
	豫西	85.71	12.24	2.05	100（49）
	豫南	81.25	15.63	3.12	100（32）
	豫东	90.57	8.49	0.94	100（106）
经济水平分组	高水平	91.04	8.96	0	100（67）
	中等	84.76	13.33	1.91	100（105）
	低水平	84.76	11.59	3.65	100（164）

有效样本：336，P（区域）=0.738，P（经济发展水平）=0.442。

二　农村慢性病健康管理的开展状况

本调查从 2014 年乡镇卫生院、村卫生室及农户家庭进行或接受慢性病健康教育、慢性病跟踪访问、慢性病免费体检三个层面，考察河南省农村地区慢性病控制的现实状况，并在此基础上，从慢性病专项拨款、患者参与慢性病管理意愿和医护人员的生存状况等角度，研究慢性病控制的影响因素，以期为国家卫生部门和河南省政府对农村地区的慢性病政策提供决策参考。

（一）慢性病患者健康教育情况及方式

慢性病健康教育是慢性病管理三级预防中"原级预防"的核心，慢性病健康教育实施的效果，直接关系到慢性病健康管理的成效。本部分从农户、村卫生室、乡镇卫生院三个角度，研究慢性病健康教育的实施状况及实施方式。

1. 农户视角：慢性病患者接受健康教育情况及方式

（1）超过五成农户家中的慢性病患者接受慢性病健康教育。

在 937 个农户家中有慢性病患者的 912 个有效样本调查中发现（见表 4—13）：其中有 496 户承认乡镇卫生院或村卫生室这些基层卫生机构，对其家中的慢性病患者进行过慢性病健康教育的，占 54.39%。这表明该地区慢性病患者接受健康教育的比例较高，已超过 2015 年国家对慢性病管理的目标要求，但仍有接近半数的患者未接受慢性病健康教育，可能导致其对自身慢性病缺乏进一步的了解和重视。

表 4—13　　　　　　**慢性病健康教育比例**　　　单位：个，%

是否进行过慢性病健康教育	有效样本	占比
是	496	54.39
否	416	45.61
合计	912	100

（2）豫南地区患者接受健康教育的比例最高，地区差距达 16 个百分点。

从河南省东、南、西、北四个不同区域的比较发现（见表 4—14）：慢性病患者接受基层医疗机构健康教育具有地区差异（P 值为 0.065）；其中豫南地区患者接受慢性病健康教育的比例最高，占 60.11%；豫西地区患者接受慢性病健康教育的比例最低，仅占 43.59%。进一步比较发现：不同经济发展水平地区患者接受慢性病健康教育无统计学差异。

表 4—14　　　　**区域、经济发展水平与慢性病**
健康教育比例　　　单位：个，%

慢性病健康教育比例		是	否	合计
地域分组	豫东	56.05	43.95	100（380）
	豫南	60.11	39.89	100（178）
	豫西	43.59	56.41	100（78）
	豫北	51.69	48.31	100（267）
经济水平分组	高水平	56.63	43.37	100（166）
	中等	52.32	47.68	100（302）
	低水平	55.17	44.83	100（435）

有效样本：903，P（地域）= 0.065，P（经济水平）= 0.618。

（3）用药指导和饮食习惯是慢性病患者接受健康教育的主要方式。

数据分析发现（见表4—15）：慢性病患者接受的健康教育方式主要为用药指导、饮食习惯和生活方式分别占35.64%、34.49%和27.56%；可见，用药指导和饮食习惯是当前河南农村地区慢性病健康教育的主要方式。

表4—15　　　　慢性病健康教育方式　　　　单位：个，%

慢性病健康教育方式	响应样本	响应占比
饮食习惯	388	34.49
生活方式	310	27.56
用药指导	401	35.64
其他	26	2.31
合计	1125	100

响应样本：1125，有效样本：486。（本题为多选题，故响应样本大于农户样本总和。）

2. 村卫生室视角：为慢性病患者提供健康教育次数及内容

（1）近九成村卫生室对其辖区内的慢性病患者进行过健康教育。

对村卫生室的调查结果显示（见表4—16）：87.44%的村卫生室对其辖区内慢性病患者进行过健康教育，其中健康教育超过3次的村卫生室占39.61%。

表 4—16　　　村卫生室的慢性病健康教育次数　单位：个，%

慢性病健康教育次数	有效样本	占比
0 次	26	12. 56
1 次	39	18. 84
2 次	37	17. 87
3 次	23	11. 11
4 次及以上	82	39. 61
合计	207	100

（2）豫西地区村卫生室未对慢性病患者进行健康教育的比例是豫南的 2 倍多。

如表 4—17 所示，虽然不同地区村卫生室对慢性病患者进行健康教育次数差异不具有统计学意义，但是，豫南地区村卫生室对慢性病患者进行健康教育的比例最高，只有 7.89% 的村卫生室没有进行过健康教育，而豫西地区村卫生室对慢性病患者进行健康教育的比例最低，两者相差 2 倍多。

表 4—17　　　区域、经济发展水平与村卫生室的
慢性病健康教育次数　　单位：个，%

慢性病健康教育次数		0 次	1 次	2 次	3 次	4 次及以上	合计
地域分组	豫东	13. 41	17. 07	17. 07	8. 54	43. 91	100（82）
	豫南	7. 89	26. 32	26. 32	5. 26	34. 21	100（38）
	豫西	20. 84	8. 33	25	8. 33	37. 50	100（24）
	豫北	10. 91	23. 64	12. 72	18. 18	34. 55	100（55）

续表

慢性病健康教育次数		0 次	1 次	2 次	3 次	4 次及以上	合计
经济水平分组	高水平	19.51	24.39	17.07	7.32	31.71	100（41）
	中等	10.61	19.70	22.73	10.61	36.36	100（66）
	低水平	10.87	17.39	16.30	11.96	43.48	100（92）

有效样本：199，P（区域）= 0.324，P（经济水平）= 0.720。

（3）村卫生室对慢性病患者进行健康教育的主要内容是饮食习惯。

调查数据分析发现（见表 4—18）：村卫生室对慢性病患者进行健康教育的内容中饮食习惯最高，为 75.56%；其次为用药指导，占 13.33%。可见，饮食习惯是村卫生室健康教育的主要内容。

表 4—18　　　　村卫生室的慢性病健康教育内容　　　单位：个，%

慢性病健康教育内容	有效样本	占比
饮食习惯	136	75.56
生活方式	14	7.78
用药指导	24	13.33
其他	6	3.33
合计	180	100

3. 乡镇卫生院视角：为慢性病患者提供健康教育次数及内容

（1）逾九成乡镇卫生院对慢性病患者进行过健康教育。

调查结果显示（见表 4—19）：没有对慢性病患者进行健康教育的为 12 个，占 8.82%；进行过 1 次、2 次、3 次的分别为 15.44%、19.85%、16.91%。另有 38.97%进行健康教育的次数超过 3 次。可以看到,绝大多数的乡镇卫生院在上一个年度都对其辖区内的慢性病患者进行过慢性病健康教育,且有近四成的健康教育次数在 3 次以上。

表 4—19　乡镇卫生院的慢性病健康教育次数　单位:个,%

慢性病健康教育次数	有效样本	占比
0 次	12	8.82
1 次	21	15.44
2 次	27	19.85
3 次	23	16.91
4 次及以上	53	38.97
合计	136	100

(2) 近八成乡镇卫生院对慢性病患者健康教育的内容是饮食习惯。

分析乡镇卫生院慢性病健康教育的内容显示(见表 4—20):98 人为饮食习惯教育,占 79.03%;其次为用药指导,占 13.71%。可见,饮食习惯是乡镇卫生院对慢性病患者健康教育的主要内容。

表 4—20　乡镇卫生院的慢性病健康教育内容　单位:个,%

慢性病健康教育内容	有效样本	占比
饮食习惯	98	79.03
生活方式	5	4.03

续表

慢性病健康教育内容	有效样本	占比
用药指导	17	13.71
其他	4	3.23
合计	124	100

（二）慢性病患者跟踪访问及次数调查

慢性病病程长、并发症多，且需要长期服药，对患者进行定期或不定期的随访就显得尤为重要。随访（跟踪访问）机制的建立，可有效提升患者的康复水平。与健康教育一样，本部分也从农户、村卫生室、乡镇卫生院三个角度，考察河南省农村地区慢性病患者跟踪访问的开展情况。

1. 农户视角：慢性病患者接受跟踪访问及次数

（1）逾八成慢性病患者未接受专门的跟踪访问。

对慢性病患者家人是否接受过跟踪访问的结果分析发现（见表4—21）：仅有151位受访者表示其慢性病患者家人接受过跟踪访问，占16.85%；而未接受慢性病跟踪访问的占83.15%。可见，逾八成农户家中的慢性病患者未接受慢性病跟踪访问，这对其病情康复十分不利。

表4—21　　　　慢性病跟踪访问比例　　　　单位：个，%

是否进行过慢性病跟踪访问	有效样本	占比
是	151	16.85
否	745	83.15
合计	896	100

（2）四成慢性病患者 2014 年仅接受过 1 次慢性病跟踪访问。

对农户家中慢性病患者 2014 年接受过跟踪访问数据再次分析发现（见表 4—22）：其中接受过 1 次跟踪访问的人数最多为 65 个，占 44.52%；接受 4 次及以上的为 19.18%。总的来看，农户家中慢性病患者接受跟踪访问的次数主要集中在 2 次及以内，其中四成次数为 1 次。

表 4—22　　　　　　　慢性病跟踪访问次数　　　　　　单位：个，%

慢性病跟踪访问的次数	有效样本	占比
1 次	65	44.52
2 次	32	21.92
3 次	21	14.38
4 次及以上	28	19.18
合计	146	100

（3）不同区域农户慢性病患者跟踪访问次数有显著差异。

调查结果显示（见表 4—23）：区域是慢性病跟踪访问次数的显著影响因素。豫东和豫南地区的跟踪访问次数主要集中在 1 次，豫西地区主要集中在 2 次，豫北地区的次数分布相对比较平均。与区域分布不同的是，经济发展水平对农户慢性病跟踪访问次数没有明显影响，不同经济发展水平的农户家中慢性病患者接受跟踪访问的次数没有明显差异。

表 4—23　　　　区域、经济发展水平与慢性病
跟踪访问次数　　　　单位：个，%

慢性病跟踪访问次数		1 次	2 次	3 次	4 次及以上	合计
区域分组	豫东	49.25	20.90	8.95	20.90	100（67）
	豫南	37.93	17.24	27.59	17.24	100（29）
	豫西	30	50	10	10	100（10）
	豫北	45	20	15	20	100（40）
经济水平分组	高水平	56.24	15.63	15.63	12.50	100（32）
	中等	36.84	28.95	15.79	18.42	100（38）
	低水平	43.42	21.05	13.16	22.37	100（76）

有效样本：146，P（区域）= 0.034，P（经济水平）= 0.492。

2. 村卫生室视角：对慢性病患者跟踪访问及次数

（1）逾七成村卫生室过去一年对其辖区内的慢性病患者开展过跟踪访问。

在对 214 个村卫生室的调查结果分析发现（见表 4—24）：在 2014 年中有 148 个村卫生室对其辖区内的慢性病患者开展过慢性病跟踪访问，占 71.50%；仅有 28.50% 的村卫生室未进行过跟踪访问。

表 4—24　　　　村卫生室慢性病跟踪访问比例　　　　单位：个，%

是否进行过随访	有效样本	占比
是	148	71.50
否	59	28.50
合计	207	100

（2）近 2/3 村卫生室在 2014 年进行过 4 次及以上跟踪访问。

对开展跟踪访问的村卫生室数据进一步分析发现（见表 4—25）：其中进行过 4 次及以上跟踪访问的为 97 个，占 66.44%。可见，在 2014 年，有近 2/3 的村卫生室都对其辖区内的慢性病患者进行过 4 次及以上的跟踪访问，次数相对较多。

表 4—25　　　　村卫生室慢性病跟踪访问次数　　单位：个，%

慢性病跟踪访问次数	有效样本	占比
1 次	9	6.16
2 次	19	13.01
3 次	21	14.38
4 次及以上	97	66.44
合　计	146	100

3. 乡镇卫生院视角：对慢性病患者跟踪访问及次数

（1）八成乡镇卫生院 2014 年对其辖区内的慢性病患者进行过随访。

从对 145 份乡镇卫生院问卷调查 137 个有效样本结果来看（见表 4—26、表 4—27），有 110 个乡镇卫生院过去一年对辖区内的慢性病患者进行过跟踪访问，占 80.29%。这一占比相对农户和村庄的都要高，后两者分别为 16.85% 和 71.50%。进一步分析发现：区域、经济发展水平对乡镇卫生院是否跟踪访问慢性病患者比例并无明显影响。

表 4—26   乡镇卫生院慢性病跟踪访问比例   单位：个，%

是否进行过随访	有效样本	占比
是	110	80.29
否	27	19.71
合计	137	100

表 4—27   区域与乡镇卫生院慢性病
跟踪访问比例   单位：个，%

慢性病跟踪访问比例		是	否	合计
地域 分组	豫东	77.97	22.03	100（59）
	豫南	77.27	22.73	100（22）
	豫西	88.24	11.76	100（17）
	豫北	82.05	17.95	100（39）
经济 水平 分组	高水平	77.78	22.22	100（27）
	中等	88.37	11.63	100（43）
	低水平	76.12	23.88	100（67）

有效样本：137，P（区域）= 0.781，P（经济水平）= 0.270。

（2）逾四成乡镇卫生室过去一年开展过 4 次及以上慢性病跟踪访问。

本调查对 2014 年开展过慢性病跟踪访问的乡镇卫生院的随访次数进一步分析发现（见表 4—28），44.44% 的乡镇卫生院开展随访次数在 4 次及以上，随访次数 3 次占20.37%。

表 4—28   乡镇卫生院慢性病跟踪访问次数   单位：个，%

慢性病跟踪访问次数	有效样本	占比
1 次	17	15.74

续表

慢性病跟踪访问次数	有效样本	占比
2 次	21	19.44
3 次	22	20.37
4 次及以上	48	44.44
合计	108	100

（三）慢性病患者免费体检及次数调查

1. 农户视角：慢性病患者确诊及接受免费体检情况

（1）仅有一成慢性病患者是通过基层卫生机构的免费体检发现的。

本调查对 937 个家中有慢性病患者的 918 个有效样本农户受访者调查结果分析发现（见表 4—29）：分别有 9.37% 和 4.14% 的农户家中的慢性病患者是通过村卫生室或乡镇卫生院的免费健康体检发现病情并确诊的，其他 77.23% 慢性病患者是自感不适后到县级及以上医院检查确诊的。由此可见，尽管农民通过乡村卫生机构免费体检发现病情的比例还比较低，但毫无疑问其也发挥了一定的作用。

表 4—29　　　　　家中慢性病患者确诊的方式　　单位：个，%

慢性病免费体检次数	有效样本	占比
自感不适到医院检查	709	77.23
村卫生室免费健康体检	86	9.37
乡镇卫生院免费健康体检	38	4.14
其他	85	9.26
合计	918	100

（2）豫西地区，高、中收入地区患者通过免费体检确诊的比例较高。

从不同区域受访者家中慢性病患者的确诊方式来看，虽然检验结果显示其无统计学差异，但从具体数据来看（见表4—30），豫西地区通过村级和乡镇卫生机构确诊的比例相对较高，达到20.77%。进一步从不同经济发展水平地区慢性病患者确诊的方式来看，不同经济收入地区慢性病患者病情确诊的方式也无统计学差异，其与通过免费体检对病情进行确诊的占比基本相当。

表4—30　　　区域、经济发展水平与家中慢性病
患者确诊的方式　　　　单位：个，%

慢性病确诊方式		自感不适到医院检查	村卫生室免费体检	乡镇卫生院免费体检	其他	合计
区域分组	豫东	79.43	5.99	5.21	9.37	100（384）
	豫南	75.42	12.29	3.35	8.94	100（179）
	豫西	71.44	15.58	5.19	7.79	100（77）
	豫北	77.61	10.82	2.99	8.58	100（268）
经济水平分组	高水平	79.53	11.11	4.09	5.27	100（171）
	中等	74.09	12.29	3.99	9.63	100（301）
	低水平	78.90	6.88	4.36	9.86	100（436）

有效样本：908，P（区域）= 0.153，P（经济水平）= 0.125。

（3）近五成慢性病患者表示在2014年基层医疗机构未对其提供免费体检。

从调查的数据来看（见表4—31），有近五成农户家中的慢性病患者在过去一年中从未接受过村卫生室和乡镇卫生院提供的免费健康体检。27.68%的农户接受过1次的免

费健康体检，仅有 6.23%的农户接受过 3 次及以上的免费健康体检。

表 4—31　　村卫生室或乡镇卫生院每年对慢性病
患者免费体检的次数　　　　单位：个，%

慢性病免费体检次数	有效样本	占比
0 次	282	48.79
1 次	160	27.68
2 次	100	17.30
3 次及以上	36	6.23
合计	578	100

　　2. 村卫生室视角：为慢性病患者免费体检次数
　　（1）近八成村卫生室 2014 年为辖区慢性病患者提供过免费体检。
　　由表 4—32 可知，样本村庄卫生室 2014 年没有为其辖区慢性病患者提供过免费健康体检的占 22.44%，提供过 3 次及以上的占 34.63%。由此可见，近八成村庄卫生室 2014 年为辖区慢性病患者提供过免费体检，逾 1/3 样本村庄卫生室提供过 3 次及以上的免费体检。

表 4—32　　　村卫生室每年对慢性病患者
免费体检的次数　　　　单位：个，%

慢性病免费体检次数	有效样本	占比
0 次	46	22.44
1 次	50	24.39
2 次	38	18.54

慢性病免费体检次数	有效样本	占比
3 次及以上	71	34.63
合计	205	100

（2）豫南和高经济水平地区未提供过免费体检的比例最高。

进一步对不同区域和经济发展水平的村卫生室未提供免费体检的次数进行分析可见（见表4—33），豫南和高经济水平地区没有提供过免费体检的比例最高，分别是31.58%和37.50%；但进行进一步检验发现，在地区和经济发展水平上它们之间没有统计学差异。

表 4—33　　　区域、经济发展水平与慢性病免费体检次数　　　单位：个，%

慢性病免费体检次数		0 次	1 次	2 次	3 次及以上	合计
区域分组	豫东	20.99	28.39	11.11	39.51	100（81）
	豫南	31.58	15.79	23.68	28.95	100（38）
	豫西	21.74	30.44	34.78	13.04	100（23）
	豫北	20	20	18.18	41.82	100（55）
经济水平分组	高水平	37.50	17.50	12.50	32.50	100（40）
	中等	21.22	24.24	27.27	27.27	100（66）
	低水平	17.58	26.37	14.29	41.76	100（91）

有效样本：197，缺失值：18，P（区域）= 0.097，P（经济水平）= 0.075。

3. 乡镇卫生院视角：为慢性病患者免费体检次数

（1）超九成乡镇卫生院 2014 年为辖区慢性病患者提供过免费体检。

如表 4—34 所示，2014 年没有提供过免费体检的样本仅占 5.15%。样本卫生院提供次数主要为 1 次，占比 47.06%。另有 24.26% 和 23.53% 的样本提供 2 次和 3 次及以上的免费体检。

表 4—34 　　　　乡镇卫生室每年对慢性病患者
免费体检的次数　　　　单位：个，%

慢性病免费体检次数	有效样本	占比
0 次	7	5.15
1 次	64	47.06
2 次	33	24.26
3 次及以上	32	23.53
合计	136	100

（2）区域、经济发展水平对乡镇卫生院免费体检提供次数无显著影响。

从具体数据来看（见表 4—35），豫东地区乡镇卫生院未提供免费体检的比例最高，占 10.35%；豫南地区提供次数为 1 次的比例最高，达 61.90%；豫北地区提供次数为 3 次及以上的比例最高，为 30%。但进一步检验发现，地区和经济发展水平对乡镇卫生院提供免费体检的结果无统计学差异。

表 4—35 　　　　区域、经济发展水平与慢性病
免费体检次数　　　　单位：个，%

慢性病免费体检次数		0 次	1 次	2 次	3 次及以上	合计
区域分组	豫东	10.35	36.21	31.04	22.41	100（58）
	豫南	0	61.90	19.05	19.05	100（21）
	豫西	5.88	47.06	29.41	17.65	100（17）
	豫北	0	55	15	30	100（40）

慢性病免费体检次数		0 次	1 次	2 次	3 次及以上	合计
经济水平分组	高水平	0	50	25	25	100（28）
	中等	4.76	40.48	28.57	26.19	100（42）
	低水平	7.58	50	21.21	21.21	100（66）

有效样本：136，P（区域）= 0.239，P（经济水平）= 0.883。

（四）慢性病患者健康管理的总体状况

从 2014 年乡镇卫生院、村卫生室及农户家庭进行或接受慢性病健康教育、慢性病跟踪访问、慢性病免费体检三个层面，考察河南省农村地区慢性病控制的现实状况，得出下述结论。

1. 面向慢性病患者的健康教育普及率较低

慢性病健康教育是慢性病管理三级预防中"原级预防"的核心，慢性病健康教育实施的效果，直接关系到慢性病健康管理的成效。在 937 个有慢性病患者的家庭调查中发现，有 496 户表示乡镇卫生院或村卫生室这些基层卫生机构对其家中的慢性病患者进行过慢性病健康教育，占比 52.93%。

进一步分析乡镇卫生院慢性病健康教育的内容显示，饮食习惯这一方式占比 79.03%；其次为用药指导，仅占 13.71%。与此基本一致的是，村卫生室对慢性病患者进行健康教育的内容中饮食习惯占 72.60%，用药指导为 12.98%。可见，乡村医疗机构对慢性病患者进行健康教育的方式比较单一，目前还集中于饮食习惯这一类基础性指导上。

2. 乡村医疗机构的免费体检在慢性病确诊环节成效较低

乡村医疗机构提供的免费体检是其最基本的公共卫生服务职能之一。对937位家中有慢性病患者的农户受访者分析发现，分别有9.37%和4.14%的农户家中的慢性病患者是通过村卫生室或乡镇卫生院的免费健康体检发现病情并确诊的，其他77.23%慢性病患者是自感不适后到县级及以上医院检查确诊的。从数据来看，承担着农村地区基础性诊疗工作的乡村医疗机构在慢性病确诊中作用较为有限，与其功能定位相距较远。

3. 针对慢性病患者的跟踪随访较为缺乏

慢性病病程长、并发症多，且需要长期服药，对患者进行定期或不定期的随访就显得尤为重要。对慢性病患者家人是否接受过跟踪访问的分析结果发现，仅有151位受访者表示其家人中慢性病患者接受过跟踪访问，占比16.85%；而未接受慢性病跟踪访问的占83.15%。这一数据表明，现阶段，针对患者的慢性病跟踪随访服务开展情况较差，仍有超过八成的患者未接受慢性病跟踪随访，极其不利于慢性病的管理和控制。

三　慢性病健康管理的影响因素

（一）专项拨款对慢性病健康管理的影响

在河南省广大的农村地区，慢性病对农村居民的健康威胁越来越大；慢性病负担在家庭支出的比重愈来愈大，很多家庭因慢性病致贫、返贫。与之形成鲜明对比的是，各级政府和医疗机构对慢性病还不够重视，慢性病专项资金还比较少，慢性病报销比例还比较低。

1. 逾八成村卫生室未获得慢性病专项拨款，获得的额度也较低

从村卫生室慢性病专项资金的拨款额度来看（见表4—36），在214个有效样本中，176个样本村卫生室没有慢性专项拨款，比例高达82.24%；拨款额度在0—5000元范围的样本为28个，占13.08%。可以看到，当前河南省农村地区村卫生室获得慢性病专项拨款的比例还比较低、资金还比较少。

表4—36　　　　　　村卫生室慢性病专项
资金拨款额度　　单位：元，个，%

慢性病专项资金拨款额度分组	样本数	占比
0	176	82.24
（0，5000]	28	13.08
（5000，10000]	4	1.87
（10000，∞）	6	2.80
合计	214	100

2. 逾七成乡镇卫生院未获得慢性病专项拨款，两极分化现象严重

对乡镇卫生院慢性病专项拨款额度进行分组比较（见表4—37），在138个有效样本中，有102个未得到任何慢性病专项拨款；拨款额度为0—15万元的样本有13个，占9.42%；拨款额度为15万—30万元的样本有10个，占7.25%；拨款额度超过30万元的样本有13个，占9.42%。同时也可以看到，样本的拨款额度呈现两极分化，最多的有180万元，最少的则只有1000元。

表 4—37　　　　　　乡镇卫生院慢性病专项
　　　　　　　　　资金拨款额度　　　单位：元，个，%

慢性病专项资金拨款额度分组	样本数	占比
0	102	73.91
（0，150000]	13	9.42
（150000，300000]	10	7.25
（300000，∞）	13	9.42
合计	138	100

3. 超过八成村卫生室，慢性病专项拨款占公共卫生服务项目拨款不足 25%

在村卫生室样本中对慢性病专项资金拨款在基本公共卫生服务项目中的比重进行考察（见表 4—38），其中 70.77% 的村卫生室慢性病专项资金占比为 0（见表 4—36，82.24% 的样本未获得任何慢性病专项拨款）。慢性病专项拨款占比为 0—25% 的样本有 17 个，占 13.08%。此外，占比为 25%—50%、50% 以上的样本分别为 11 个和 10 个，分别占 8.46% 和 7.69%。由此可见，逾七成村卫生室慢性病专项拨款占比为 0，逾八成占比在 25% 以下，仅有 7.69% 的占比超过 50%。

表 4—38　　　　　村卫生室慢性病专项拨款占
　　　　　　　基本公共卫生服务拨款比重　　　单位：个，%

慢性病专项资金拨款额度分组	样本数	占比
0	92	70.77
（0，25%]	17	13.08

续表

慢性病专项资金拨款额度分组	样本数	占比
(25%, 50%]	11	8.46
(50%, 100%]	10	7.69
合计	130	100

4. 近七成乡镇卫生院，慢性病专项拨款占公共卫生服务项目拨款不足25%

考察乡镇卫生院慢性病专项拨款占公共卫生服务项目拨款的比重情况（见表4—39），占比为0的比重为47.30%，0—25%的比重为20.27%，25%—50%的比重为17.57%，50%—75%的比重则为14.86%。由此可见，乡镇卫生院慢性病专项拨款在公共卫生服务项目拨款中的比重还比较低，近七成乡镇卫生院的慢性病专项拨款占比在25%以内，只有约1/7的样本占比在50%以上。

表4—39　　　乡镇卫生院慢性病专项拨款占
年度总拨款比重　　　单位：个，%

慢性病专项资金拨款额度分组	样本数	占比
0	35	47.30
(0, 25%]	15	20.27
(25%, 50%]	13	17.57
(50%, 100%]	11	14.86
合计	74	100

5. 村卫生室慢性病专项拨款及其占公共卫生服务项目比重低于乡镇卫生院

考察村卫生室和乡镇卫生院慢性病专项拨款的均值、公共卫生服务项目拨款均值以及慢性病专项拨款占公共卫生服务项目拨款比重的均值可见（见表4—40），平均每个村卫生室样本的慢性病专项拨款为1196.71元，平均占公共卫生服务项目拨款的9.83%；平均每个乡镇卫生院慢性病专项拨款为102182.33元，占公共卫生服务项目拨款的均值为22.58%。从上述对比分析可知，相对乡镇卫生院而言，村卫生室的慢性病专项拨款及其占公共卫生服务项目的比重都比较低。

表4—40　　　村卫生室和乡镇卫生院拨款均值比较

比较类别	均值	
	村卫生室	乡镇卫生院
慢性病专项拨款均值（元）	1196.71（214）	102182.33（138）
年度总拨款均值（元）	22916.43（130）	910633.92（74）
专项拨款占总拨款均值（%）	9.83	22.58

村庄卫生室慢性病专项拨款样本：214，公共卫生服务项目拨款样本：130。

乡镇卫生院慢性病专项拨款样本：138，公共卫生服务项目拨款样本：74。

（二）患者参与意愿对慢性病健康管理的影响

对慢性病患者进行健康管理是防治慢性病的有效途径，本部分考察慢性病患者参与慢性病健康管理意愿，以期为慢性病政策调整提供参考。

1. 逾八成慢性病患者愿意参与健康管理

考察慢性病健康管理参与意愿（见表4—41），在884

个有效样本数据中，有 737 个慢性病患者表示愿意参与到慢性病健康管理中，占 83.37%；而 16.63% 的患者则表示自己不愿意参与到慢性病健康管理中。也就是说，超八成的患者愿意参与慢性病健康管理。

表 4—41　　　　　慢性病健康管理参与意愿　　　单位：个，%

是否愿意参与	样本数	占比
是	737	83.37
否	147	16.63
合计	884	100

2. 有效性和便利性是慢性病患者参与慢性病管理考虑的主要因素

通过调查发现（见表 4—42），在愿意参与慢性病健康管理的有效样本数据中，认为"对疾病有帮助"而愿意参与管理的患者占比最高，为 60.56%，其次是认为参与管理"方便"的患者，占 20.50%。综上所述，有效性和便利性是患者愿意参与慢性病健康管理的主要因素。

表 4—42　　　愿意参与慢性病健康管理的原因　　单位：个，%

愿意原因分组	响应样本数	占比
对疾病有帮助	697	60.56
方便	236	20.50
花费低	134	11.64

续表

愿意原因分组	响应样本数	占比
服务态度好	69	5.99
其他	15	1.30
合计	1151	100

有效样本：732，缺失值：5。（此题为多选题，故响应样本数大于个案数。）

3. 无效和浪费时间是慢性病患者不愿参与慢性病管理最重要的因素

进一步分析 140 位不愿意参与慢性病健康管理农户的原因发现（见表 4—43），认为效果不好和浪费时间的比重较高，分别为 35.71% 和 21.43%。另外还有 7.86%、4.29% 以及 30.71% 的农户认为是"服务态度差"、"泄露隐私"或者"其他原因"而不愿参与慢性病健康管理。可见，有效性和便利性是农户参与慢性病管理意愿的重要影响因素，当慢性病管理有效和便利时，就会愿意参与，而当慢性病管理无效和耗时时，就不愿意参与。因此，要提高慢性病患者的参与积极性，首要的就是提高慢性病管理的疗效。

表 4—43　　　　　　**不愿意参与慢性病**
　　　　　　　　　　健康管理的原因　　　　单位：个，%

不愿意原因分组	样本数	占比
效果不好	50	35.71
浪费时间	30	21.43

不愿意原因分组	样本数	占比
服务态度差	11	7.86
泄露隐私	6	4.29
其他	43	30.71
合计	140	100

（三）社会保障对慢性病实施情况的影响

医护人员作为慢性病政策的执行者和慢性病控制的主体，其工作状况对慢性病控制具有直接影响。为此，本书从社会保障（包括医疗保险和养老保险的购买情况）、社会认可度（包括社会尊重度和民众信任度）、工作强度、工资待遇（包括平均工资及工资与社会平均工资比较）四个可能影响医护人员工作状态、心理状态的指标，乡镇卫生院医护人员和村庄卫生室医护人员两个视角（分别为145个样本和214个样本），以高血压和糖尿病两种常见慢性病为衡量指标，考察哪些因素对慢性病控制具有显著影响。

该部分从养老保险与医疗保险两个维度、乡镇卫生院和村庄卫生室两个视角，对医护人员的社会保障与慢性病控制的关系进行分析。

1. 养老保险

从表4—44、表4—45可以看出，买了养老保险的医护人员，比没有买保险的医护人员，对慢性病控制的效果评价，认为"非常好"的比例较高，但养老保险与慢性病控制不具有显著性关系。

表 4—44　　　　　乡镇卫生院医护人员养老保险
　　　　　　　　与慢性病控制　　　　单位：个，%

慢性病控制		非常好	比较好	一般	较弱	没开展	合计
高血压	是	27.36	36.79	24.53	10.38	0.94	100（106）
	否	12.50	37.50	37.50	12.50	0	100（24）
糖尿病	是	25.47	33.96	25.47	13.21	1.89	100（106）
	否	8.33	37.50	37.50	16.67	0	100（24）

有效样本：130，P（高血压）= 0.511，P（慢性病）= 0.368。

表 4—45　　　　　村庄卫生室医护人员养老保险
　　　　　　　　与慢性病控制　　　　单位：个，%

慢性病控制		非常好	比较好	一般	较弱	没开展	合计
高血压	是	19.61	37.25	29.41	7.85	5.88	100（51）
	否	17.86	42.14	30	5.71	4.29	100（140）
糖尿病	是	17.65	35.29	31.37	9.80	5.89	100（51）
	否	17.14	40	30.71	7.86	4.29	100（140）

有效样本：191，P（高血压）= 0.944，P（糖尿病）= 0.964。

2. 医疗保险

具体来看（见表 4—46 和表 4—47），买了医疗保险的医护人员，认为乡镇卫生院的高血压、糖尿病控制效果"非常好"的比例都比没有买医疗保险的医护人员高。但其中只有医疗保险与乡镇卫生院糖尿病控制具有显著性差异，其他几个变量都没有显著性差异。

表 4—46　　　　　乡镇卫生院医护人员医疗保险
与慢性病控制　　　　单位：个，%

慢性病控制		非常好	比较好	一般	较弱	没开展	合计
高血压	是	26.61	38.53	23.85	10.09	0.92	100（109）
	否	14.29	28.57	42.85	14.29	0	100（21）
糖尿病	是	25.69	36.70	23.85	11.93	1.83	100（109）
	否	4.76	23.81	47.62	23.81	0	100（21）

有效样本：130，P（高血压）= 0.354，P（糖尿病）= 0.039。

表 4—47　　　　村庄卫生室医护人员医疗保险
与慢性病控制　　　　单位：个，%

慢性病控制		非常好	比较好	一般	较弱	没开展	合计
高血压	是	21.43	32.14	28.57	10.72	7.14	100（56）
	否	16.67	44.93	30.43	4.35	3.62	100（138）
糖尿病	是	14.29	35.71	32.14	12.50	5.36	100（56）
	否	18.12	39.86	30.44	7.25	4.35	100（138）

有效样本：194，P（高血压）= 0.215，P（糖尿病）= 0.754。

（四）社会认可度对慢性病控制效果的影响

从社会对医护人员的尊重度、民众对医护人员的信任度两个维度考察医护人员的社会认可度，并从社会认可度的视角，考察医护人员对慢性病控制效果的评价。

1. 社会尊重度

总的来看（见表 4—48、表 4—49），社会尊重度愈高的医护人员，对慢性病控制效果的评价愈高。其中认为"很尊重"的医护人员，认为慢性病控制效果"非常好"的比例尤其高。但从结果来看，社会对医护人员的尊重度对慢性病控制并没有显著影响。

表 4—48　　　　　　乡镇卫生院医护人员社会尊重
程度与慢性病控制　　　　单位：个，%

慢性病控制		非常好	比较好	一般	较弱	没开展	合计
高血压	很尊重	55.56	11.11	33.33	0	0	100（9）
	较尊重	22.50	45	22.50	10	0	100（40）
	一般	23.88	35.82	23.88	14.93	1.49	100（67）
	较不尊重	14.29	57.14	28.57	0	0	100（7）
	很不尊重	28.57	0	71.43	0	0	100（7）
糖尿病	很尊重	44.44	11.12	44.44	0	0	100（9）
	较尊重	23.08	38.46	25.64	12.82	0	100（39）
	一般	20.59	33.82	23.53	19.12	2.94	100（68）
	较不尊重	14.29	57.14	28.57	0	0	100（7）
	很不尊重	28.57	14.29	57.14	0	0	100（7）

有效样本：130，$P = 0.223$（高血压），P（糖尿病）$= 0.466$。

表 4—49　　　　　　村庄卫生室医护人员社会尊重
程度与慢性病控制　　　　单位：个，%

慢性病控制		非常好	比较好	一般	较弱	没开展	合计
高血压	很尊重	22.73	36.36	18.18	13.64	9.09	100（22）
	较尊重	19.35	48.39	23.66	4.30	4.30	100（93）
	一般	17.72	35.44	37.97	5.07	3.80	100（79）
	较不尊重	0	0	100	0	0	100（1）
	很不尊重	0	100	0	0	0	100（1）
糖尿病	很尊重	31.82	13.64	36.36	13.63	4.55	100（22）
	较尊重	13.98	48.39	24.73	8.60	4.30	100（93）
	一般	18.99	35.44	34.18	6.33	5.06	100（79）
	较不尊重	0	0	100	0	0	100（1）
	很不尊重	0	100	0	0	0	100（1）

有效样本：196，P（高血压）$= 0.607$，P（糖尿病）$= 0.462$。

2. 民众信任度

与其他指标一样（见表4—50、表4—51），民众信任度愈高的医护人员，对慢性病控制效果的评价愈高，特别是社会信任度"很高"的受访者，认为慢性病控制效果"非常好"的比例远高于其他。相对而言，民众对村卫生室医护人员的信任度与慢性病控制的关系显著些，尤其是与糖尿病控制显著性水平高。

表4—50　　　乡镇卫生院医护人员民众信任
程度与慢性病控制　　　单位：个，%

慢性病控制		非常好	比较好	一般	较弱	没开展	合计
高血压	很高	50	0	25	25	0	100（8）
	较高	26.09	43.48	19.57	10.86	0	100（46）
	一般	23.88	37.31	28.36	8.96	1.49	100（67）
	较低	12.50	25	50	12.50	0	100（8）
糖尿病	很高	37.50	0	50	12.50	0	100（8）
	较高	24.45	40	22.22	13.33	0	100（45）
	一般	22.06	35.29	25	14.71	2.94	100（68）
	较低	12.50	25	50	12.50	0	100（8）

有效样本：129，P（高血压）= 0.480，P（糖尿病）= 0.613。

表4—51　　　村庄卫生室医护人员民众信任
程度与慢性病控制　　　单位：个，%

慢性病控制		非常好	比较好	一般	较弱	没开展	合计
高血压	很高	33.33	41.67	25	0	0	100（24）
	较高	14.77	51.14	23.86	5.68	4.55	100（88）
	一般	18.18	29.87	37.67	7.79	6.49	100（77）
	较低	0	50	25	25	0	100（4）

慢性病控制		非常好	比较好	一般	较弱	没开展	合计
糖尿病	很高	41.67	20.83	37.50	0	0	100 (24)
	较高	10.23	48.86	27.27	10.23	3.41	100 (88)
	一般	18.18	32.47	32.47	9.09	7.79	100 (77)
	较低	0	50	25	25	0	100 (4)

有效样本：193，P（高血压）= 0.284，P（糖尿病）= 0.062。

（五）工作强度对慢性病控制效果的影响

由表4—52、表4—53可以看出，相对社会保障和民众信任度，医护人员的工作强度与其对慢性病控制的评价具有显著性关系。其中乡镇医护人员的工作强度与糖尿病控制、村卫生室医护人员的工作强度与高血压控制的影响较大。

表4—52　　　　乡镇卫生院医护人员工作强度
与慢性病控制　　　　单位：个，%

慢性病控制		非常好	比较好	一般	较弱	没开展	合计
高血压	非常重	20	20	40	20	0	100 (5)
	比较重	26.15	40	20	12.31	1.54	100 (65)
	一般	24.07	38.89	33.34	3.70	0	100 (54)
	比较轻	0	20	40	40	0	100 (5)
糖尿病	非常重	20	20	60	0	0	100 (5)
	比较重	21.54	33.85	23.08	18.45	3.08	100 (65)
	一般	24.07	40.74	29.63	5.56	0	100 (54)
	比较轻	0	0	40	60	0	100 (5)

有效样本：129，P（高血压）= 0.348，P（糖尿病）= 0.058。

表 4—53 村庄卫生室医护人员工作强度
与慢性病控制 单位：个，%

慢性病控制		非常好	比较好	一般	较弱	没开展	合计
高血压	非常重	11.90	69.05	14.29	2.38	2.38	100（42）
	比较重	19.40	38.81	34.33	4.48	2.98	100（67）
	一般	20.93	31.40	33.72	8.14	5.81	100（86）
	比较轻	0	25	25	25	25	100（4）
糖尿病	非常重	19.05	54.76	23.81	0	2.38	100（42）
	比较重	17.91	35.82	31.34	11.94	2.99	100（67）
	一般	16.28	34.88	32.56	9.30	6.98	100（86）
	比较轻	0	25	50	25	0	100（4）

有效样本：199，P（高血压）= 0.012，P（糖尿病）= 0.340。

（六）工资待遇对慢性病控制效果的影响

本书从医护人员的平均月收入及工资水平在社会收入中所处的层次两个层面，考察医护人员工资待遇与其慢性病控制效果评价的关系。总的来看，平均月收入的显著性关系较为明显。

1. 平均月收入与慢性病控制效果

通过对医护人员平均月收入与其慢性病控制效果评价的交叉分析（见表4—54、表4—55），可以看到平均月收入愈高的受访者，对慢性病控制效果的评价愈高。随着医护人员平均月收入的增加，其认为慢性病控制效果"非常好"的占比逐渐增加。说明平均月收入是影响乡镇卫生院与村庄卫生室医护人员对慢性病控制有效性的显著性影响因素。

表 4—54 　　　　乡镇卫生院医护人员月平均收入

与慢性病控制 　　　　单位：个，%

慢性病控制		非常好	比较好	一般	较弱	没开展	合计
高血压	1000 元以下	20	0	80	0	0	100（5）
	1001—2000 元	21.57	41.18	21.57	15.68	0	100（51）
	2001—3000 元	22.73	47.73	18.18	11.36	0	100（44）
	3000 元以上	32.14	21.43	39.29	3.57	3.57	100（28）
糖尿病	1000 元以下	20	0	80	0	0	100（5）
	1001—2000 元	16	40	26	18	0	100（50）
	2001—3000 元	22.73	45.45	18.18	13.64	0	100（44）
	3000 元以上	31.03	17.24	34.48	10.35	6.90	100（29）

有效样本：128，P（高血压）= 0.044，P（糖尿病）= 0.025。

表 4—55 　　　　村庄卫生室医护人员月平均收入

与慢性病控制 　　　　单位：个，%

慢性病控制		非常好	比较好	一般	较弱	没开展	合计
高血压	1000 元以下	7.84	52.94	27.46	5.88	5.88	100（51）
	1001—2000 元	21.84	41.38	29.88	4.60	2.30	100（87）
	2001—3000 元	16.22	40.54	29.72	5.41	8.11	100（37）
	3000 元以上	23.08	15.38	38.46	23.08	0	100（11）
糖尿病	1000 元以下	11.76	43.14	31.37	9.80	3.93	100（51）
	1001—2000 元	19.54	41.38	32.18	4.60	2.30	100（87）
	2001—3000 元	13.51	37.84	29.73	10.81	8.11	100（37）
	3000 元以上	27.27	18.18	27.27	18.18	9.10	100（11）

有效样本：186，P（高血压）= 0.049，P（糖尿病）= 0.017。

2. 平均工资水平与慢性病控制效果

与月平均收入一样，医护人员的平均工资水平在社会平均工资所处的层次，从表 4—56、表 4—57 可以看到，与月平均收入不同的是，并非随着收入的增加，医护人员对慢性病控制的评价愈高，而是与社会平均工资水平持平的医护人员评价较高。

表4—56　　乡镇卫生院医护人员平均工资水平
与慢性病控制　　　　单位：个，%

慢性病控制		非常好	比较好	一般	较弱	没开展	合计
高血压	较高	10	40	30	20	0	100（10）
	持平	33.82	20.59	30.88	13.24	1.47	100（68）
	较低	16	56	22	6	0	100（50）
糖尿病	较高	9.09	18.18	45.45	18.18	9.09	100（11）
	持平	32.35	26.47	25	14.71	1.47	100（68）
	较低	12.24	48.98	26.53	12.24	0	100（49）

有效样本：128，P（高血压）= 0.017，P（糖尿病）= 0.024。

表4—57　　村庄卫生室医护人员平均工资水平
与慢性病控制　　　　单位：个，%

慢性病控制		非常好	比较好	一般	较弱	没开展	合计
高血压	较高	0	33.33	66.67	0	0	100（6）
	持平	23.21	28.57	30.36	10.71	7.14	100（56）
	较低	15.63	49.22	28.13	3.91	3.13	100（128）
糖尿病	较高	0	33.34	50	33.33	0	100（6）
	持平	21.43	23.21	32.14	14.29	8.93	100（56）
	较低	15.63	47.66	28.91	5.47	2.33	100（128）

有效样本：190，P（高血压）= 0.070，P（糖尿病）= 0.030。

四　慢性病健康管理中存在的问题

（一）慢性病患者健康管理服务需求量大

一方面，926位有慢性病医疗门诊和日常药品支出样本农户 2014 年平均支出为 5202.76 元，8.39% 的农户支出在 1 万元以上。样本农户慢性病门诊和药品支出平均占其家庭医疗总支出的 33.93%，占家庭非住院性医疗支出的 68.69%，可见慢性病患者的医疗负担较重。

另一方面，在 894 个有效样本数据中，有 745 个慢性病患者表示愿意参与到慢性病健康管理中，占比 83.33%，对服务的需求较大。

（二）慢性病健康管理有效性有待提高

考察 147 位农户不愿意参与慢性病健康管理的原因发现，在 140 个有效样本数据中，效果不好和浪费时间的占比较高，分别为 35.71% 和 21.43%。另外还有 7.86%、4.29% 以及 30.71% 的农户认为是"服务态度差"、"泄露隐私"或者"其他原因"而不愿参与慢性病健康管理。可见，有效性是农户参与慢性病管理意愿的重要影响因素，当慢性病管理有效时，患者自然愿意参与；相反，患者就选择消极应对。

（三）患者所需的慢性病健康服务要更加便民

在愿意参与慢性病健康管理的有效样本中，认为"对疾病有帮助"而愿意参与管理的患者占比最高，为 60.56%，其次是认为参与管理"方便"的患者，占比为 20.50%，由此可见，便利性是患者愿意参与慢性病健康管理的主要因素。

（四）面向慢性病患者的健康教育普及率较低

慢性病健康教育是慢性病管理三级预防中"原级预防"的核心，慢性病健康教育实施的效果，直接关系到慢性病健康管理的成效。在 937 个有慢性病患者的家庭调查中发现，有 496 户表示乡镇卫生院或村卫生室这些基层卫生机构对其家中的慢性病患者进行过慢性病健康教育，占比 52.93%。

进一步分析乡镇卫生院慢性病健康教育的内容显示，饮食习惯这一方式占比 79.03%；其次为用药指导，仅占 13.71%。与此基本一致的是，村卫生室对慢性病患者进行健康教育的内容中饮食习惯占 72.60%，用药指导为 12.98%。可见，乡村医疗机构对慢性病患者进行健康教育的方式比较单一，目前还集中于饮食习惯这一类基础性指导上。

（五）乡村医疗机构的免费体检在慢性病确诊环节成效较低

乡村医疗机构提供的免费体检是其最基本的公共卫生服务职能之一。对 937 位家中有慢性病患者的农户受访者分析发现，分别有 9.37% 和 4.14% 的农户家中的慢性病患者是通过村卫生室或乡镇卫生院的免费健康体检发现病情并确诊的，其他 77.23% 慢性病患者是自感不适后到县级及以上医院检查确诊的。从数据来看，承担着农村地区基础性诊疗工作的乡村医疗机构在慢性病确诊中作用较为有限，与其功能定位相距较远。

（六）针对慢性病患者的跟踪随访较为缺乏

慢性病病程长、并发症多，且需要长期服药，对患者进行定期或不定期的随访就显得尤为重要。对慢性病患者家人是否接受过跟踪访问的分析结果发现，仅有 151 位受访者表示其家人中慢性病患者接受过跟踪访问，占比 16.85%；而未接受慢性病跟踪访问的占 83.15%。这一数据表明，现阶段，针对患者的慢性病跟踪随访服务开展情况较差，仍有超过八成的患者未接受慢性病跟踪随访，极其不利于慢性病的管理和控制。

第二节　农村慢性病健康管理的效果评价

随着社会经济的快速发展，河南省农村居民的生活方式发生了很大的变化，但以高血压、糖尿病为代表的慢性病患病率也不断增高。与此不相适应的是，现阶段河南省内农村地区卫生服务体系仍不够完善，医疗资源较为缺乏且覆盖不均。调查发现，患者对慢性病健康管理服务总体满意度处中等偏上水平，提升空间较大；另一方面，普通群众能够享受到基本的医疗服务，对现代医疗有了更深刻的认识，用药指导已经是最为认可的慢性病健康管理方式。而考察地域因素，河南省内不同地区针对慢性病所提供的公共卫生服务存在明显的差异性。

一　患者对慢性病健康管理的满意度评价及影响因素

（一）患者对慢性病健康管理的满意度评价

1. 慢性病患者对健康管理服务基本满意

考察调查农户对村卫生室和乡镇卫生院提供的慢性病健康管理服务总体满意度（见表4—58），在937个家中有慢性病的农户780个有效样本中，442个农户评价为"一般"，超过五成，达56.67%；而"非常满意"和"比较满意"为3.85%和25.38%。另有10.64%、3.46%的农户分别表示不满意和非常不满意。进一步对患者的健康管

理服务满意度进行赋值加权①，得出其满意度值为 3.16
分，处于基本满意层次。由此可见，在河南地区，农村慢
性病患者对医疗机构提供的健康管理服务满意度处于基本
满意层次，慢性病健康管理服务仍然有较大的改进空间。

表 4—58　　　　患者对慢性病健康管理服务
　　　　　　　　　　总体满意度　　　　　　　单位：个，%

满意度	有效样本	占比
非常满意	30	3.85
比较满意	198	25.38
一般	442	56.67
不满意	83	10.64
非常不满意	27	3.46
合计	780	100

有效样本：780，满意度值＝3.16 分。

2. 慢性病患者对各种健康管理的方式比较满意，对用
药指导方式最为满意

（1）慢性病患者对饮食习惯这一健康管理方式比较
满意。

如表 4—59 所示，在 496 位针对慢性病进行过健康指
导的农户样本中，从饮食习惯来分析慢性病健康指导方式

_____

① 本书使用赋值加权的方法计算满意度值，即首先将非常满意、比较满意、基本
满意、不太满意和不满意五个满意级别依次赋 5、4、3、2、1 的分值；其次，以五个不
同级别人员比重为权数计算总分值即满意度值；最后根据满意度值在 1.50 分及以下为
不满意层次、在 1.51—2.50 分之间为不太满意层次、在 2.51—3.50 分之间为基本满意
层次、在 3.51—4.50 分之间为比较满意层次、在 4.51 分以上为非常满意层次的标准
对满意程度进行定性。

的有效性，获取 429 个有效样本，其中"比较有效"和"非常有效"的样本数之和为 307，高达 71.57%。另有 23.54% 的调查对象认为效果一般，4.66% 觉得效果不明显；只有 1 个样本量认为是无效的，仅占 0.23%。进一步赋值加权分析来看，其满意度值为 3.83 分，处于比较满意层次。也就是说，超过七成农户认为饮食习惯是一种有效的慢性病健康指导方式，并对其比较满意。

表 4—59　　　　　饮食习惯对慢性病健康
指导的有效性　　　　　单位：个，%

有效性	有效样本	占比
非常有效	73	17.02
比较有效	234	54.55
一般	101	23.54
不明显	20	4.66
无效	1	0.23
合计	429	100

有效样本：429，满意度值＝3.83 分。

（2）生活习惯干预是比较有效的慢性病健康指导方式。

考察生活习惯如作息时间这一慢性病健康指导方式的有效性时（见表 4—60），认为这一方式非常有效和比较有效的分别占 12.79%、48.34%，高达 61.13%。还有 30.95% 的农户觉得效果一般，7.42% 的农户认为效果不明显。进一步对农户的满意度进行加权分析可知其满意度值为 3.65 分，处于比较满意层次。综合来看，慢性病患者认为生活习惯指导是比较有效的慢性病健康指导方式。

表 4—60　　　　　　　生活习惯对慢性病健康
指导的有效性　　　　单位：个，%

有效性	有效样本	占比
非常有效	50	12.79
比较有效	189	48.34
一般	121	30.95
不明显	29	7.42
无效	2	0.51
合计	391	100

有效样本：391，满意度值=3.65分。

（3）用药指导是慢性病健康指导的有效方式。

近年来，农村地区公共医疗基本实现全覆盖，看病用药对普通老百姓来说成为可能。通过对药物治疗这一慢性病健康指导方式的分析来看（见表 4—61），23.69%的农户认为非常有效，另有 52.85%的农户觉得比较有效，占比超过一半。选择"一般"、"不明显"以及"无效"的之和仅有 23.46，不足三成。赋值加权发现，慢性病患者对用药指导方式的满意度值为 3.98 分，高于饮食习惯及生活习惯的健康指导方式。

表 4—61　　　　　　　用药指导对慢性病健康
指导的有效性　　　　单位：个，%

有效性	有效样本	占比
非常有效	104	23.69
比较有效	232	52.85

续表

有效性	有效样本	占比
一般	94	21.41
不明显	8	1.82
无效	1	0.23
合计	439	100

有效样本：439，满意度值＝3.98分。

（二）患者慢性病健康管理满意度评价的影响因素

1. 注重医务人员态度的患者满意度最高

慢性病患者对医务人员态度的重要性评价影响着患者的满意程度（"非常满意"与"满意"之和）。从患者对医务人员态度的评价来看，如表4—62、图4—1所示，认为医务人员态度"非常重要"的患者的满意度最高，为35.66%；认为医务人员态度"比较重要"的患者的满意度为29.37%；认为医务人员态度重要性"一般"的患者的满意度为21.47%；认为态度"不重要"的患者的满意度为33.33%；认为"无影响"的患者满意度为12.50%。总的来看，患者的满意度随着对医护人员态度的重要性评价的降低呈递减趋势。同时，认为医务人员态度"非常重要"、"比较重要"、"一般"和"不重要"的患者的不满意度分别为8.91%、13.53%、19.02%和13.33%，患者的不满意度大体上随着患者对医务人员态度的重要性评价的降低而增加。由此可见，重视医务人员态度的慢性病患者对慢性病健康管理服务的满意度更高。

表4—62　　　　对医务人员态度的重要性评价
与患者满意度的关系　　　单位：个，%

医务人员态度重视度	慢性病患者满意度					合计
	非常满意	满意	一般	不满意	非常不满意	
非常重要	8.53	27.13	55.43	5.43	3.48	100（258）
比较重要	1.32	28.05	57.10	10.89	2.64	100（303）
一般	1.22	20.25	59.51	14.11	4.91	100（163）
不重要	0	33.33	53.34	13.33	0	100（15）
无影响	12.50	0	25	50	12.50	100（8）

有效样本：747，P = 0.000。

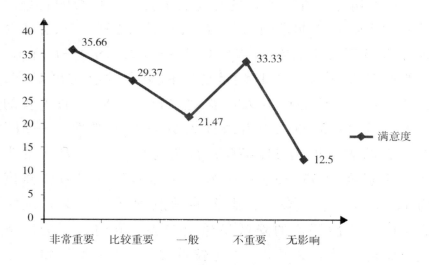

图4—1　医务人员态度重视度与患者满意度（单位:%）

2. 医疗技术与患者满意度正相关

在患者对慢性病健康管理服务"满意"的这一组数据中（见表4—63、图4—2），认为医疗技术"非常重要"的患者占26.53%；认为医疗技术"比较重要"的患者有

27.88%；认为医疗技术重要性一般的患者为 16.33%；认为医疗技术"不重要"的患者占比最低。数据显示，患者的满意度随着患者对医疗技术的重要性评价的降低呈下降趋势，二者呈正相关。

表 4—63　　　　　　对医疗技术的重视度

与患者满意度　　　　　单位：个，%

医疗技术重视度	慢性病患者满意度					合计
	非常满意	满意	一般	不满意	非常不满意	
非常重要	4.01	26.53	56.68	9.35	3.43	100（524）
比较重要	3.03	27.88	53.33	13.94	1.82	100（165）
一般	0	16.33	69.39	8.16	6.12	100（49）
不重要	25	0	75	0	0	100（4）
无影响	33.33	0	33.34	0	33.33	100（3）

有效样本：745，P = 0.005。

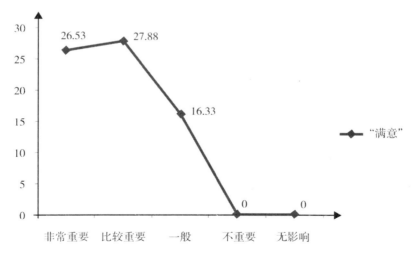

图 4—2　医疗技术重视度与患者满意度（单位:%）

3. 注重医疗设施的患者满意度更高

慢性病患者对医疗设施的重要性评价对患者的满意程度（"非常满意"与"满意"之和）存在着影响。由表4—64可得，认为医疗设施"非常重要"的患者的满意度为33.68%；认为医疗设施"比较重要"的患者的满意度为26.27%；认为医疗设施重要性"一般"的患者的满意度为20.45%；认为医疗设施"不重要"的患者满意度为50%；认为"无影响"的患者满意度为25%。可见，患者的满意度基本上是随着患者对医疗设施的重要性评价的降低而减少的。整体来看，患者对医疗设施的重要性评价与患者的满意度呈正相关，注重医疗设施的患者的满意度更高。

表4—64　　　　**医疗设施重视度与患者满意度**　　单位：个，%

医疗设施 重视度	慢性病患者满意度					合计
	非常满意	满意	一般	不满意	非常不满意	
非常重要	4.63	29.05	55.01	7.97	3.34	100（389）
比较重要	1.96	24.31	57.65	13.33	2.75	100（255）
一般	3.40	17.05	62.50	12.50	4.55	100（88）
不重要	25	25	50	0	0	100（8）
无影响	0	25	50	0	25	100（4）

有效样本：744，P = 0.016。

4. 不重视医疗环境的患者满意度低

慢性病患者对医疗环境的重要性评价对患者的不满意度（"不满意"与"非常不满意"之和）存在着影响。具体来看（见表4—65、图4—3），认为医疗环境"非常重要"、"比较重要"、"一般"、"不重要"和"无影响"的患者的不满意度分别为 8.90%、13.34%、18%、25% 和 27.27%，患者的不满意度随着患者对医疗环境的重要性评价的降低而呈现持续上升趋势。由此可以得出，是否注重医疗环境影响着患者对慢性病健康管理服务的满意程度，越不重视医疗环境的患者相对来说满意度越低。

表 4—65　　　　医疗环境重视度与患者满意度　　单位：个，%

医疗环境 重视度	慢性病患者满意度					合计
	非常满意	满意	一般	不满意	非常不满意	
非常重要	8.05	24.58	58.47	5.93	2.97	100（236）
比较重要	1.05	32.28	53.33	10.53	2.81	100（285）
一般	2	20	60	14.50	3.50	100（200）
不重要	8.33	8.33	58.34	16.67	8.33	100（12）
无影响	9.09	18.18	45.46	9.09	18.18	100（11）

有效样本：744，P = 0.000。

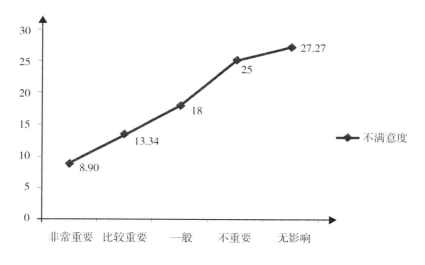

图 4—3　医疗环境重视度与患者满意度（单位：%）

5. 重视服务有效性的患者满意度较高

在"非常满意"这一纵列数据中（见表4—66、图4—4），认为服务有效性"非常重要"的患者占比最高，为5.74%；认为服务有效性"比较重要"的患者其次，为0.96%；认为服务有效性一般重要的患者有0.93%；认为服务有效性"不重要"的患者占比最低。该数据表明，随着患者对服务有效性的重要性评价的降低，感到"非常满意"的患者的比重呈递减趋势。

表4—66　　　　**服务有效性重视度与患者满意度**　　单位：个，%

服务有效性重视度	慢性病患者满意度					合计
	非常满意	满意	一般	不满意	非常不满意	
非常重要	5.74	30.03	54.05	7.83	2.35	100（383）
比较重要	0.96	21.05	61.72	12.44	3.83	100（209）
一般	0.93	20.56	58.89	14.95	4.67	100（107）
不重要	0	29.41	52.95	11.76	5.88	100（17）
无影响	0	0	85.71	0	14.29	100（7）

有效样本：723，P＝0.007。

6. 服务的便利性重视度与患者的满意度呈负相关

慢性病患者对服务便利性的重要性评价影响患者的不满意度（"不满意"与"非常不满意"之和）。如表4—67和图4—5所示，认为医疗环境"非常重要"、"比较重要"、"一般"和"不重要"的患者的不满意度分别为9.17%、

12.09%、20.59%和27.28%，服务的便利性重视度与患者的不满意度呈负相关。

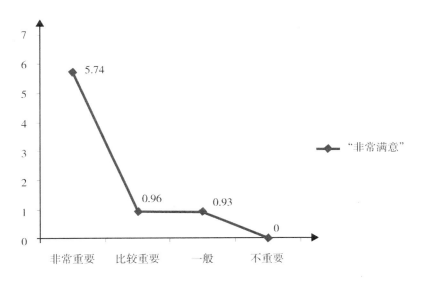

图4—4　服务有效性重视度与患者满意度（单位:%）

表4—67　　　　服务便利性重视度
与患者满意度　　　　单位：个，%

服务便利性 重视度	慢性病患者满意度					合计
	非常满意	满意	一般	不满意	非常不满意	
非常重要	7.08	27.92	55.83	6.25	2.92	100（240）
比较重要	1.96	29.08	56.87	9.15	2.94	100（306）
一般	1.47	15.44	62.50	16.18	4.41	100（136）
不重要	4.55	27.27	40.90	22.73	4.55	100（22）
无影响	0	13.33	60	20	6.67	100（15）

有效样本：719，P = 0.002。

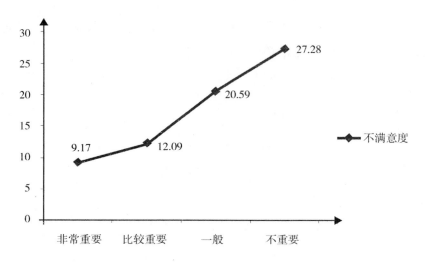

图 4—5 服务便利性重视度与患者满意度（单位:%）

7. 愿意参加慢性病管理的患者对满意度评价较高

从表 4—68 看出，对 937 个慢性病患者的调查发现，患者参与慢性病管理的意愿影响其对满意度（"非常满意"和"满意"两者之和）的评价，愿意参加慢性病管理的满意度评价的为 32.42%，不愿意参加慢性病管理的满意度评价的为 9.65%。说明患者的参与意愿影响其对慢性病的健康管理的满意度评价，愿意参加慢性病管理的患者对健康管理的满意度较高。

表 4—68　　　　慢性病健康管理参与意愿
与慢性病健康管理评价

是否愿意参与 慢性病管理	非常 满意	满意	一般	不满意	非常 不满意	合计
是	3.96	28.46	54.18	10.20	3.20	100（657）
否	3.51	6.14	71.93	13.16	5.26	100（114）

有效样本：771，P=0.000。

二　医护人员对慢性病健康管理的影响

（一）社会保障与慢性病控制有效性呈正相关

医护人员作为慢性病政策的执行者和慢性病控制的主体，其工作状况对慢性病控制效果无疑具有直接影响。从养老保险与医疗保险两个维度、乡镇卫生院和村卫生室两个视角，对医护人员的社会保障与慢性病控制的关系进行分析发现，购买养老保险和医疗保险的医护人员比没有购买"两险"的医护人员对慢性病控制的效果评价普遍要高。

（二）工资待遇直接影响着慢性病控制有效性

通过对医护人员平均月收入与其慢性病控制效果评价的交叉分析，可以看到平均月收入越高的受访者，对慢性病控制效果的评价亦越高。随着医护人员平均月收入的增加，其认为慢性病控制效果"非常好"的占比逐渐增加。

（三）社会认可度与慢性病控制效果关系显著

从社会对医护人员的尊重度、民众对医护人员的信任度两个维度考察医护人员的社会认可度，并从社会认可度的视角考察医护人员对慢性病控制效果的评价来看，社会尊重度愈高的医护人员，对慢性病控制效果的评价愈高。与其他指标一样，民众信任度愈高的医护人员，对慢性病控制效果的评价愈高，特别是社会信任度"很高"的受访者，认为慢性病控制效果"非常好"的占比远高于其他占比。

三 医疗机构对慢性病健康管理的评价

（一）医疗机构对慢性病健康管理的满意度评价

1. 乡镇卫生院视角

（1）针对高血压患者提供的公共卫生服务处于基本满意层次。

考察乡镇卫生院对辖区内 35 岁及以上原发性高血压患者提供的公共卫生服务效果发现（见表 4—69），有 33 个样本认为开展情况"非常好"，占比 24.44%。同时，选择"比较好"的为 38.52%。开展情况"一般"和"较弱"的分别占比 25.93% 和 10.37%。赋值加权分析得出其满意度值为 3.76，处于基本满意水平。可见，针对 35 岁及以上原发性高血压患者，乡镇卫生院的公共卫生服务有待进一步提升。

表 4—69　　　　对原发性高血压患者的公共卫生
服务项目开展情况　　　　单位：个，%

有效性	有效样本	占比
非常好	33	24.44
比较好	52	38.52
一般	35	25.93
较弱	14	10.37
没开展	1	0.74
合计	135	100

有效样本：135，满意度值＝3.76。

（2）对糖尿病患者提供的公共服务项目开展有效性居中等水平。

如表 4—70 所示，在 135 个有效样本中，35 岁及以上

2 型糖尿病患者的公共服务开展情况中，认为"非常好"和"比较好"的占比之和为 58.52%，觉得开展情况"一般"的为 26.67%。同样对其进行赋值加权分析，满意度值为 3.64 分，也处于基本满意层次。

表 4—70　　　　　对 2 型糖尿病患者的公共卫生
服务项目开展情况　　　　单位：个，%

有效性	有效样本	占比
非常好	30	22.22
比较好	49	36.30
一般	36	26.67
较弱	18	13.33
没开展	2	1.48
合计	135	100

有效样本：135，满意度值=3.64 分。

2. 村卫生室视角

（1）对高血压患者提供的公共卫生服务成效也处于基本满意水平。

从村卫生室的角度进行考察（见表 4—71），其对辖区内 35 岁及以上原发性高血压患者提供的公共卫生服务有效性分析结果显示，认为"非常好"的占比 18.05%。同时有 83 个样本量觉得"比较好"，占比 40.49%。另有 31.22% 的村卫生室认为项目开展的有效性一般。不难发现，由于村级卫生室能够提供的公共卫生服务资源十分有限，针对高血压这种十分典型和常见的慢性病所提供的医疗服务效果自然有限。

表 4—71   对原发性高血压患者的公共卫生
服务项目开展情况   单位：个，%

有效性	有效样本	占比
非常好	37	18.05
比较好	83	40.49
一般	64	31.22
较弱	12	5.85
没开展	9	4.39
合计	205	100

有效样本：205，满意度值=3.62分。

（2）对糖尿病患者提供的公共卫生服务成效一般。

如表 4—72 所示，在 203 个有效样本中，38.92%的村卫生室认为对 2 型糖尿病患者的公共卫生服务项目开展情况"比较好"，表示"非常好"样本占比 17.24%。认为开展情况"一般"的样本比重为 31.03%，"较弱"和"没开展"分别占比 8.37%、4.43%。进一步加权分析发现，其满意度值为 3.56 分，相较上述项目都比较低。可见，村卫生室对辖区内 2 型糖尿病患者的公共服务项目开展成效一般，尚存在较大的提升空间。

表 4—72   对 2 型糖尿病患者的公共卫生
服务项目开展情况   单位：个，%

有效性	有效样本	占比
非常好	35	17.24
比较好	79	38.92

续表

有效性	有效样本	占比
一般	63	31.03
较弱	17	8.37
没开展	9	4.43
合计	203	100

有效样本：203，满意度值＝3.56分。

（二）医疗机构对慢性病健康管理评价的影响因素分析

本书主要从经费分配、工资待遇、医疗水平、服务能力四个层面研究影响村卫生室和乡镇卫生院慢性病服务评价的因素。

1. 经费分配

对村庄卫生室和乡镇卫生院进行关于经费分配重要性与其对慢性病服务项目评价进行交叉分析，说明乡村医疗机构对经费分配的重视度与其对慢性病服务项目的评价具有显著影响。具体从数据来看（见表4—73），对经费分配重要性认知程度由高到低的样本，村卫生室样本中，认为慢性病服务"非常好"和"比较好"的占比和分别为63.07%、55.18%、50%、33.33%、40%，乡镇卫生院的这一占比和分别为69.87%、48.78%、30.77%、0、100%，总体也呈下降趋势。可见，乡村医疗机构对经费分配重要性的认知对其慢性病服务项目评价具有显著影响，二者呈正相关关系。也就是说，愈认为经费分配重要的机构，对慢性病服务项目的评价愈高。

表 4—73　　　　　**经费分配重要性与慢性病满意度**　单位：个，%

经费分配重要程度		慢性病服务项目评价					合计
		非常好	比较好	一般	较弱	没开展	
村卫生室	非常重要	26.13	36.94	26.13	5.40	5.40	100（111）
	比较重要	6.90	48.28	34.48	10.34	0	100（58）
	一般	0	50	50	0	0	100（22）
	不重要	0	33.33	33.33	0	33.34	100（3）
	无影响	40	0	40	0	20	100（5）
乡镇卫生院	非常重要	34.25	35.62	17.81	10.96	1.36	100（73）
	比较重要	2.44	46.34	29.27	21.95	0	100（41）
	一般	7.69	23.08	61.54	0	7.69	100（13）
	不重要	0	0	50	50	0	100（2）
	无影响	100	0	0	0	0	100（1）

村卫生室有效样本：199，P = 0.001。

乡镇卫生院有效样本：130，P = 0.001。

2. 工资待遇

对村庄卫生室和乡镇卫生院进行关于工资待遇重要性与其对慢性病服务项目评价进行交叉分析，说明乡村医疗机构对工资待遇的重视度与其对慢性病服务项目的满意度有显著影响。由表 4—74 可知，工资待遇重要程度取向由高到低的村卫生室样本中，对慢性病评价"非常好"和"比较好"的占比和分别为 73.17%、58.49%、41.38%、25%、25%，乡镇卫生院的这一占比和则分别为 78.57%、47.17%、60.72%、0、66.67%。总的来看，对工资待遇比较看重的乡村医疗机构，对慢性病服务评价也较高。

表 4—74　　**工资待遇重要性与慢性病满意度**　　单位：个，%

工资待遇重要程度		慢性病服务项目评价					合计
		非常好	比较好	一般	较弱	没开展	
村卫生室	非常重要	26.83	46.34	18.29	3.66	4.88	100（82）
	比较重要	16.98	41.51	32.08	7.55	1.88	100（53）
	一般	6.90	34.48	46.55	8.62	3.45	100（58）
	不重要	0	25	75	0	0	100（4）
	无影响	25	0	50	0	25	100（4）
乡镇卫生院	非常重要	42.86	35.71	9.52	9.52	2.39	100（42）
	比较重要	9.43	37.74	28.30	24.53	0	100（53）
	一般	14.29	46.43	35.71	3.57	0	100（28）
	不重要	0	0	100	0	0	100（5）
	无影响	33.34	33.33	0	0	33.33	100（3）

村卫生室有效样本：201，$P=0.016$。

乡镇卫生院有效样本：131，$P=0.000$。

3. 医疗水平

通过对不同医疗水平重视程度的样本进行慢性病服务满意度考察（见表4—75），说明医疗水平重视程度不同的样本，对慢性病服务的满意度有显著差异，也就是说医疗机构对医疗水平的重视程度，对其的慢性病服务满意度有显著影响。

表 4—75　　**医疗水平重要性与慢性病满意度**　　单位：个，%

医疗水平重要程度		慢性病服务项目评价					合计
		非常好	比较好	一般	较弱	没开展	
村卫生室	非常重要	28.85	39.42	22.12	5.77	3.84	100（104）
	比较重要	8.20	34.43	45.90	6.56	4.91	100（61）

医疗水平		慢性病服务项目评价					合计
重要程度		非常好	比较好	一般	较弱	没开展	
	一般	0	53.57	39.29	7.14	0	100（28）
	不重要	0	33.33	66.67	0	0	100（3）
	无影响	20	60	0	0	20	100（5）
乡镇卫生院	非常重要	32.84	31.34	17.91	16.42	1.49	100（67）
	比较重要	9.30	48.84	25.58	13.95	2.33	100（43）
	一般	5.26	36.84	52.64	5.26	0	100（19）
	不重要	0	0	0	0	0	0
	无影响	100	0	0	0	0	100（1）

村卫生室有效样本：201，$P = 0.007$。

乡镇卫生院有效样本：130，$P = 0.021$。

4. 服务能力

再从服务能力方面来看（见表4—76），对服务能力重视程度不同的乡村医疗机构，其对慢性病服务项目的评价也具有显著性差异。

表4—76　　**服务能力重要性与慢性病满意度**　　单位：个，%

服务能力		慢性病服务项目评价					合计
重要程度		非常好	比较好	一般	较弱	没开展	
村卫生室	非常重要	29.89	37.93	26.44	4.60	1.14	100（87）
	比较重要	10.23	44.32	32.95	7.95	4.55	100（88）
	一般	0	37.50	50	4.17	8.33	100（24）
	不重要	0	0	0	0	0	0
	无影响	33.33	33.33	0	0	33.34	100（3）

服务能力重要程度		慢性病服务项目评价					合计
		非常好	比较好	一般	较弱	没开展	
乡镇卫生院	非常重要	41.67	35	10	11.67	1.66	100（60）
	比较重要	8.33	43.75	35.42	12.50	0	100（48）
	一般	4.76	38.10	52.38	4.76	0	100（21）
	不重要	0	0	0	0	0	0
	无影响	100	0	0	0	0	100（1）

村卫生室有效样本：202，P=0.003。

乡镇卫生院有效样本：130，P=0.000。

第三节　促进农村慢性病健康管理的措施

一　加强健康教育，降低和控制患病风险

加强全人群健康教育，降低和控制慢性病的患病风险。

慢性病起病隐匿，病程长且病情迁延不愈，原因复杂但与患者的生活方式密切相关。做好慢性病防治，更需要将关口前移，从源病因入手，大力普及健康知识，让农民清楚慢性病的危害，重视慢性病的防治。

第一是卫生部门加强宣传教育，培养居民良好的生活习惯。卫生部门要结合控烟、控酒、饮食、心理干预等措施，以乡镇卫生院、村卫生室、村委会为依托，通过知识讲座、发放手册、张贴标语、借力新媒体等多样化媒介，积极开展慢性病知识宣传教育，全面覆盖的同时将重点面向高危人群及患者，重点介绍慢性病的危害性与防治措施，提高群众对慢性病的认识层次和重视程度，培养居民良好的生活习惯，有效控制慢性病高危人群的发展。

第二是基层医疗机构加强监测、防控。乡镇卫生院和村卫生室要指导患者掌握针对自身病症的监测、监控方法，如果发现异常及时就诊，在医护人员的指导下制定合理的防控、防治方案。要针对患者及高危人群指导制订合理的膳食计划，给予健康指导。

第三是注重慢性病防控的长远效应，更要从校园抓起。将慢性病健康防治列为中小学生以至大学生的卫生与健康教育课程中，让孩子们从小接受健康教育，养成良好的卫生习惯，培养对慢性病的防御意识，从而促进预防医学与成长教育相结合，提高全民的自我防护能力。

二 加大投入提高慢性病的早期发现率

加大财政投入，提高慢性病的早期发现率。

调查显示，河南省超七成村卫生室慢性病专项拨款在基本公共卫生服务项目拨款中占比不足 5%，而乡镇卫生院慢性病专项拨款在年度总拨款中占比低于 1%。可见，政府对慢性病防治工作的经费支持十分有限，与日益扩大的慢性病防治需求不相适应。

第一是各级财政应设立慢性病防治专项工作经费，保证各级疾控机构、医院和基层医疗卫生机构等开展慢性病防治公共卫生服务的经费投入，建立公共卫生服务经费长效投入的机制，并根据社会经济发展水平的提高，相应增加慢性病防治专项经费投入比例，以提高政府投入效率，最大限度发挥政府财政的公共服务职能。

第二是积极推行政府购买基本公共卫生服务项目新办法，引入公开竞争机制，鼓励和支持民营医疗机构参与农村基本公共卫生服务项目，民营医疗机构准入条件与公立医疗机构享受同等政策和待遇，为所有医疗卫生机构搭建起一个公平竞争的平台。

第三是利用慢性病专项资金，加大对农村高危人群的慢性病早期筛查，提高农村基层卫生机构在农户免费健康体检中发现病情并确诊的能力和比例。

三　完善慢性病健康预防保健管理体系

在新医改未来的探索实施中，从国家层面出发，切实提高慢性病健康管理规范化水平，完善预防保健体系。

（一）稳步提高基层慢性病健康管理和服务人员的各项待遇，并加大对他们的培训

基层医疗卫生机构是慢性病防治的第一道防线，在医疗改革的大背景下，要稳步提高基层医护人员薪资待遇，建立能力培养与个人发展机制，做好慢性病防治的人员保障工作。

第一是制定相关政策，鼓励医学院校毕业生到基层去，为基层机构注入新鲜血液，缓解"退休"潮带来的用人荒问题。具体可借鉴现行的大学生村官招录政策，对医科大学毕业后具备执业资质的，通过公开选拔、公开竞争、统一调剂、保障待遇，解决现实的人员短缺问题。对服务期满的大学生医务人员，在公立医院公开招聘中优先录用，依照县用市管、乡用县管、村用乡管的模式，打造吸引和留住人才的平台。

第二是提高基层医生待遇和保障水平，合理体现其专业性劳动价值。结合当前正在实施的机关事业单位工资制度改革相关政策，制定出台适应医务人员行业特点的薪酬制度，用优厚的待遇保障政策吸引和留住

优秀人才，发挥好靠待遇促进人员流动的"指挥棒"作用。

第三是实施基层医疗卫生队伍能力提升规划。全面实施住院医师规范化培训工作模式，对未来人员培养及现有人员培训提供较好的政策环境，完善城乡对口支援的政策措施，开展多种形式的交流互动，鼓励城市医疗机构对口进行业务指导和技术支持；真正建立基层卫生人员终身学习的制度，健全鼓励退休职工服务基层医疗卫生单位的政策措施。

（二）加强对患者的管理和干预，延缓慢性病的进程

经济的发展和生活环境的改变，特别是生活方式和饮食习惯的改变，使三高人群和慢性病发病呈现年轻化的趋势，像糖尿病、高血压等疾病，已经出现"井喷"现象。吸烟、过量饮酒、身体活动不足和高糖、高盐、高脂等不健康饮食是慢性病发生、发展的主要行为危险性因素。经济社会快速发展和社会转型给人们带来的工作、生活压力，对健康造成的影响也不容忽视。

因此，对于慢性病患者除了接受规范化的治疗外，还要及时调整状态，缓解工作和生活压力，保证充足的睡眠，保持积极向上的心态；同时积极参与慢性病的健康教育和管理，逐步改变不合理的饮食摄入和生活方式，建立健康的生活方式，要结合实际，加强锻炼，远离烟酒，坚持合理的膳食结构，养成良好的饮食习惯；更为重要的是，在慢性病健康管理的过程中，调动慢性病患者主动接受和学习相关知识，改变态度和行为，能够及时发现慢性病发展变化的信号，定期做好体检和咨询，在医师指导下适时调整治疗方案，包括行为方式，从而达到

医师监控管理和患者自我管理相结合的效果，控制和延缓慢性病的发病进程，降低慢性病的致残、致死率和疾病负担。

（三）从大卫生和公共卫生的战略高度，完善我国预防保健体系

1. 建立可操作性的慢性病防治体系

第一是实行目标管理，坚持政府主导、卫生行政部门统一领导协调、多部门合作、多方参与的慢性病综合防治领导协调机制和工作机制。结合农村地区实际，制定慢性病防治服务规划，提出贴近生活的有害健康行为的干预策略，把全民控烟和部分地区限盐列入议事日程，纳入地区经济社会和城市发展规划，计入工作目标和考核内容。

第二是依托各级卫生部门（以疾病控制中心和专病机构为主，包括各级医疗机构）成立慢性病防治技术小组，负责本区域内慢性病防治规划与目标的具体实施，组织协调慢性病防治管理机构与辖区医院、村卫生室之间的慢性病管理工作，建立健全慢性病防治管理网络。

第三是在此基础上尽快整合各类慢性病管理领域的条文条款，形成统一的慢性病防治工作规范，有效打通预防、治疗、康复等各个环节，最大程度提高慢性病的防控效果。

2. 打造全民覆盖的慢性病跟踪监测网络

大量的循证医学研究证明，60%的死亡与慢性病有关，且70%的慢性病可以通过预防来控制。对此，卫生部门应从以下两方面着手，打造全覆盖的慢性病跟踪监测网络。

第一是建立统一的慢性病跟踪监测系统，基层卫生防控机构在此基础上为居民建立慢性病防治电子档案。根据档案记录，及时掌握和了解区域居民慢性病防控的效果，并适时进行防控方案的调整。

第二是定期对居民进行健康普查，通过健康普查来增强居民的自我保健意识，做到早发现、早诊断、早治疗，从而有效地预防与控制慢性病的发生。根据慢性病发病、患病、死亡及危险因素监测，一方面加强对慢性病患者的跟踪管理，提升慢性病管理信息化水平，完善患者健康档案管理和数据分析等，为科学防控和评价防控成效提供科学依据；另一方面，该网络实现各级医疗服务机构的信息共享，便于上一级组织能及时对基层工作出现的问题进行指导和信息反馈，提高慢性病的管理效率。

3. 以分级诊疗疏解慢性病就医压力

慢性病的病程长，大多需要长期服药，且多伴有并发症、合并症。控制慢性病发展的主要环节在于日常的监管照顾，这是基层医疗卫生机构的重要职能所在。仅靠在大医院间断而短暂的就诊，难以实现全病程的有效治疗和规范监测。而研究显示，在三甲医院门诊中，半数以上病人是慢性病患者，其中又有一部分患者病情稳定，只需开药维持常规治疗即可，此举显然挤占了公共卫生服务，造成了医疗资源的极大浪费。这就迫切需要以慢性病防治为切入点，通过医保杠杆推行分级诊疗，首诊在基层的患者将获得较高比例的报销，如果越级到大医院看小病、常见病，医保将降低报销比例或者不予报销，从而引导患者有序就医，强化对慢性病诊治的规范管理，把糖尿病和高血压等常见慢性病的治疗、管理职能向村卫生室、乡镇医院转移，让许多慢性病患者在家门口就能接受到专业的治疗，既能有效降低其并发症的发生，提高病人生存质量，又可节省医药、医保费用支出，并将大大缓解大医院的接诊压力，从根本上改善看病难的局面，实现"基层卫生服务机构接得住、医院舍得放、群众愿意去"，为逐步扩大到常见病、多发病进基层，最终实现基层卫生服务机构首诊的医疗改革打下坚实基础。

4. 用制度改革切实减轻群众看病负担

慢性病的治疗往往需要长期用药，一般并不需要住院，这就导致农民难以享受到较大比例的医保报销，反而因长期用药加重了经济负担。在调查中发现，河南省农村地区超过六成的家庭医保报销金额占比低于1%，还有占比17%的慢性病患者表示慢性病医疗费用没有报销，慢性病患者被医药花费长期拖累，因病致贫、因病返贫者不在少数。据此，亟须以制度改革破冰，探索多种途径的筹资方式，切实减轻农村群众的慢性病负担，进一步健全慢性病社区综合防治筹资和补偿机制。

第一是调整完善基本医疗保险制度，扩大全民医保覆盖面，在城镇职工基本医疗保险、城乡居民基本医疗保险的基础上，配套出台民政大病救助等惠民利民政策，构建以基本医疗保障为主体，大病商业保险为补充，其他医疗互助保障和慈善救济为辅助，民政医疗救助为兜底的多层次的医疗保障体系，切实减轻群众看病就医的负担。

第二是加大对农村地区慢性病防治经费投入力度，保证稳定的经费供给，在政策上向慢性病患者倾斜。

第三是调整医保付费机制，研究改进可用于医保支付的预防性服务项目，增加慢性病防治门诊报销比例，建立常见慢性病医疗保险的门诊统筹机制，为慢性病防治提供经费保障。

（四）完善农村慢性病管理绩效考核评价体系，强化监督管理

1. 加强慢性病管理人员的监督和考评

年终以慢性病服务项目为依据、居民满意度为导向结合上级卫生部门的抽检，对慢性病管理医务人员进行考核，完成慢性病管理的服务项目且居民满意，给予管理服务费，否则要按一定比例扣除服务费。

2. 加强慢性病专项资金的监管

确保专款专用。对于公共卫生服务中的慢性病管理，要建立专门的账户，确保资金专款专用，避免挪作他用、套用等问题。

确保公开、透明。慢性病管理资金的决策和使用方式、途径、结余和收益透明化，特别是要向居民全面开放，强化社会舆论的监督。

本章小结

本章首先从农村慢性病患病率及医疗负担、慢性病健康管理开展状况、影响因素及存在的问题四个方面，分析了农村慢性病健康管理的实施状况。

在分析的基础上，结合调研数据对农村慢性病健康管理的效果进行了评价，主要包括以下三个方面：医护人员对慢性病健康管理的影响评价、患者对慢性病健康管理的满意度评价和医疗机构对慢性病健康管理的评价；最后提

出了促进农村慢性病健康管理的措施，如加强全人群健康教育，降低和控制慢性病的患病风险，加大财政投入，提高慢性病的早期发现率和慢性病健康管理规范化水平，完善预防保健体系等。

第五章

农村分级诊疗的障碍与困境

第一节　农村基层医疗机构实施
分级诊疗的障碍

作为分级诊疗在农村地区贯彻实施的主要承担者，农村基层医疗机构是分级诊疗制度实施的"守门人"和"领路人"，它在分级诊疗体系中承担着首诊、向上转诊、接收向下转诊的任务，是分级诊疗制度在农村地区实施的"前沿战场"，是连接基层群众与医疗卫生服务体系的中枢。其运行状况的好坏，直接影响到整个医疗制度改革基础的稳定与否。

本章内容，根据对河南省145个乡镇卫生院214个村卫生室2938个农户家庭的调查，分析探讨分级诊疗在农村地区实施过程中的障碍和困境。

一　农村基层医疗机构实施分级诊疗的阻碍

作为分级诊疗制度的"守门人"，农村基层医疗机构在贯彻分级诊疗的过程中，面临着许多阻碍，总结起来主要有以下几个方面。

（一）农村基层医疗机构首诊率低

首诊作为分级诊疗运行的第一步，承担着基层群众的健康指导、疾病初诊、病情判断、科学转诊、康复治疗等重要责任。农村基层医疗机构首诊率的高低，不仅关系到农村基层群众的生命健康是否能得到保障，也是农村居民是否接受分级诊疗的直接反映。

按照分级诊疗制度设计的理念，除急诊外的所有患者都必须经过首诊之后，才能进入后续的分级服务体系，村级或乡镇医疗机构对农村居民的首诊率越高越符合分级诊疗设计的理念。国务院《关于推进分级诊疗制度建设的指导意见》（以下简称"《意见》"）要求"鼓励并逐步规范常见病、多发病患者首先到基层医疗卫生机构就诊……到 2017 年，分级诊疗试点工作应当达到以下标准：基层医疗卫生机构诊疗量占总诊疗量比例大于65%；居民 2 周患病首选基层医疗卫生机构的比例大于70%"，即鼓励并逐步规范常见病、多发病患者首先到基层医疗卫生机构就诊，要求基层医疗机构的首诊率要大于70%。

在国外，一般"只有大约 5% 的患者直接寻求专科医生的诊疗，而 90% 以上的患者在训练有素的社区全科医生那里获取医疗服务"[1]。相比之下，国内农村基层医疗机构的首诊率较低，与国外有较大差距。本调查数据显示，在农村地区仅有"60.01% 的农户首先选择去村卫生室或乡镇卫生院看病，32.33% 的农村居民选择去县医院首诊"，

---

① 裘布·依柯林斯：《基于计算机辅助的医学》，《家庭医学》1998 年第 55 期，第 201—203 页。

调查样本的 60.01% 的首诊率，距离《意见》规定的大于 70% 的居民首诊率仍有一定的差距，与国外基层医疗机构 90% 以上的首诊率之间差距更大。

（二）农村基层医疗机构向上转诊不够规范

"转诊制度，是分级诊疗的精髓"[①]，是医疗机构能够为患者提供连续性医疗服务的保障，以农村基层医疗机构为需要的农村居民办理向上转诊，不仅可以避免基层患者有病乱投医、影响诊治，而且对于构建农村医疗机构与二、三级医疗机构的分工协作机制具有重大的意义。《意见》提出"对于超出基层医疗卫生机构功能定位和服务能力的疾病，由基层医疗卫生机构为患者提供转诊服务"。

同时，农村基层医疗机构对于非常见、重大病需住院或进行常规手术的农村居民，应开具转诊证明转诊到上级医院，上级医院对转诊患者提供优先接诊、优先检查、优先住院等服务，"基层首诊—向上转诊—二级机构接诊"是农村基层医疗机构向上转诊患者的正常程序。然而，现实情况并非如此。

据本次对 75 个农村基层卫生室的调查（见表 5—1），共有 5031 位患者跳过村卫生室去上级医院看病，再回来开转诊单，占到村卫生室上转病人总人次数的 19.45%，平均每个卫生室有 67.08 人次，需要转诊的病人中有相当一部分患者先到上级医院就诊，再根据政策和报销需要返回村卫生室开具转诊单。

---

① 王虎峰：《分级诊疗是医疗服务精细化的必由之路》，《中国医学文摘》2015 年第 5 期，第 282—283 页。

表 5—1　　　　　　　跳过村卫生室去上级医院看病
再回来开转诊单的情况　　　　　单位：个

开单人次	均值	中值	众数	极小值	极大值	合计
人次数	67.08	10	0	0	685	5031

有效样本：75。

可见，目前农村基层医疗机构关于转诊的管理比较混乱。事实上，农村基层医疗机构为不经过转诊程序就医的患者补办转诊手续的做法，不仅与分级诊疗设计的"基层首诊—向上转诊—二级机构接诊"的就医程序背道而驰，而且变相鼓励了农村居民的无序就诊，这是对自身责任和患者生命健康不负责任的表现。

（三）农村基层医疗机构接收向下转诊病人占比数量少

"向下转诊，这是分级诊疗中的一个难点，也是重点。"[①] 农村基层医疗机构接收上级医疗机构下转的诊断明确的康复期患者、老年病患者、晚期肿瘤患者，并为他们提供治疗、康复、护理服务，缓解上级医院的诊疗压力和负担，可以合理地配置医疗资源，发挥各级医疗机构所持医疗资源的最佳效能。

《意见》指出"建立健全转诊指导目录，重点畅通慢性期、恢复期患者向下转诊渠道，逐步实现不同级别、不同类别医疗机构之间的有序转诊"。病人的转诊不仅包括上转诊疗，还包括下转诊疗。日本政府在推行三级医疗的过程中，对双向转诊的转诊率做了规定，区域性医院"凭介

———————

① 王虎峰：《分级诊疗是医疗服务精细化的必由之路》，《中国医学文摘》2015 年第 5 期，第 282—283 页。

绍信转诊过来的患者比例达80%以上，或向上转诊比例达到60%且向下转诊比例达到30%，或向上转诊比例达到40%且向下转诊比例达到60%"[1] 才能获得财政补助。日本的分级诊疗制度中，上转和下转病人占比之间的差距在30%以下，相互间的人数差距很小。

　　然而，国内农村居民从基层医疗机构向上级医院的"单向转诊"占大多数，而上级医院确诊后的慢性病治疗和手术康复期患者转回农村基层医疗机构的却非常少。"2012年，浙江省各级医疗机构双向转诊人次有241975人次，其中从上级医院向下基层医疗机构转诊的人次只占转诊总人次的13.52%。"[2] 浙江省实施分级诊疗制度几年来，已经形成了比较成熟的分级诊疗制度，基层医疗资源也比较完善，但基层医疗机构接收的从上级医疗机构下转的患者人次数依然很低。

　　据一项调查统计，某医院"2014年从与基层医院签订双向转诊协议以来，共实施了85例转诊治疗，其中由基层医院转入第三医院治疗的患者有79名，治疗后，转回基层医院护理的却仅有6名"[3]。另据本调查数据显示（见表5—2），"2015年各村级卫生室接收下转诊疗最多人次的村卫生室为558人次，最少的为0人次，下转合计人数4843人次，占总诊疗人次的0.51%，占总转诊人数的15.77%"。农村基层医疗机构接收下转病人和上转病人的

　　① 陈靖：《从国外分级诊疗中借鉴"社区模式"》，《健康管理》2015年第5期，第20—22页。

　　② 邵琳、董恒进、王林浩等：《浙江省卫生人员对分级诊疗和双向转诊的认知调查》，《中华医院管理杂志》2015年第12期，第925—928页。

　　③ 洪文倩：《双向转诊制度转上容易转下难困局亟待破解》，《中国发展》2014年第2期，第85—86页。

数量之间差距很大。说明在农村基层医疗机构运行双向转诊的效果，距离分级诊疗制度设计的"实现不同级别、不同类别医疗机构之间的有序合理转诊，发挥医疗资源最佳效能"的目标，差距依然很大。

表5—2　　　　　　上级医院下转至村卫生室情况　　　　单位：个

下转病人	均值	中值	众数	极小值	极大值	合计
人次数	33.40	0	0	0	558	4843

有效样本：145。

二　农村基层分级诊疗实施困境的原因分析

《意见》提出，到2017年要实现"优质医疗资源有序有效下沉，以全科医生为重点的基层医疗卫生人才队伍建设得到加强，医疗资源利用效率和整体效益进一步提高，基层医疗卫生机构诊疗量占总诊疗量比例明显提升，就医秩序更加合理规范"的目标。

然而，据卫生部公开数据显示，"2015年1—5月，全国医疗卫生机构总诊疗人次为31.11亿人次。其中医院12.15亿人次，同比提高54%；基层医疗卫生机构17.95亿人次，同比提高16%。医院病床使用率为87.9%，同比降低3.0个百分点；乡镇卫生院为62.1%，同比降低4.7个百分点"[1]。从以上数据来看，大医院诊疗人次的上升速度远高于基层医疗机构，大医院依然是人满为患，而农村基层医疗机构依旧是"门可罗雀"；医院病床使用率远高于农村基层医疗机构，下降的速度却低于农村医疗机构，

---

[1]　《2015年1—5月医疗卫生服务统计月报》，2015年7月17日，卫生部网站。

大医院的医疗资源在超荷运转；而农村基层医疗机构的病床却大部分处于闲置，农村基层医疗机构在分级诊疗制度下发挥的效能并不理想。

从调查分析来看，在贯彻分级诊疗的过程中，"缺乏优秀基层医疗人员，缺少清晰的转诊规范和平台，缺少必要的基础医疗设施"是导致农村基层医疗机构在分级诊疗制度下发挥的效能并不理想的主要原因。

（一）缺乏优秀基层医疗人员，无法满足群众首诊需求

据统计，"2014 年末全国卫生人员总数中，卫生技术人员 759.0 万人，乡村医生和卫生员 105.8 万人，其他技术人员 38.0 万人，管理人员 45.1 万人，工勤技能人员 75.5 万人。2014 年末卫生人员机构分布：医院 574.2 万人（占 56.1%），基层医疗卫生机构 353.7 万人（占 34.6%）；2014 年总诊疗人次中，医院 29.7 亿人次（占 39.1%），基层医疗卫生机构 43.6 亿人次（占 57.4%）"①。

由此可见，基层医疗机构以 39.1% 的卫生人员，承担了全年 57.4% 的诊疗量，人员数量与业务数量之间呈现严重不对等。加之基层医疗机构设施匮乏，基层医疗人员需要花费更多的时间精力来诊断病情，无法满足群众大量的诊疗需求，农村居民转而去条件设施好的县级医疗机构寻求诊疗。同时，当前农村基层医疗机构补充人员不易，年轻的医学毕业生不愿意到农村基层服务，缺乏新鲜的"血液"补充到农村基层医疗队伍中来。因此，基层医疗人员数量不足，无法满足基层群众不断增

---

① 中华人民共和国国家卫生和计划生育委员会：《2014 年我国卫生和计划生育事业发展统计公报》，2015 年 11 月 5 日（http://www.nhfpc.gov.cn/guihuaxxs/s10742/201511/191ab1d8c5f240e8b2f5c81524e80f19.shtml）。

加的诊疗需求，是导致农村基层医疗机构首诊率低的一个重要原因。

导致农村基层医疗机构首诊率低的另一个原因，是基层医疗人员的能力与水平较低。分级诊疗制度首诊能否顺利实施，关键在于是否拥有一支技术过硬的基层卫生技术人员，但目前农村基层医疗人员能力与水平普遍较低。"2014年底，全国58.5万个行政村共设64.5万个村卫生室，村卫生室人员达146.0万人，其中：执业（助理）医师30.4万人、护士9.8万人、乡村医生98.6万人"①。可见，农村基层医疗机构拥有医师执业证的医生只占到20.82%，接近70%的农村医生还处于无学历、无资质的状态，还主要依靠"老中医"、"赤脚医生"在农村基层为群众提供诊疗。

本次调查结果表明（见表5—3），有27.02%的农村居民因对村医水平的不满，直接导致了对村级卫生室诊疗效果的不满。由于当前农村生活水平的提高，农村居民对于高水平的医疗诊断需求也随之提升。由于现实的制约，农村居民对医疗水平较低的农村基层医疗人员缺乏信任，导致很大一部分居民在首诊的选择问题上，倾向于选择大医院医疗水平高的医师进行首诊。不难看出，农村基层医疗机构医务人员水平较低，无法满足群众对高水平诊疗的需求，是导致农村基层医疗机构首诊率低的另一个重要原因。

---

① 中华人民共和国国家卫生和计划生育委员会：《2014年我国卫生和计划生育事业发展统计公报》，2015年11月5日（http://www.nhfpc.gov.cn/guihuaxxs/s10742/201511/191ab1d8c5f240e8b2f5c81524e80f19.shtml）。

表 5—3　　　　　　　　门诊病人对村卫生室诊疗
不满意的原因　　　　　　单位：个，%

不满意原因	样本	百分比
设备落后且不齐全	320	28.34
村医专业水平低	305	27.02
看病环境差	262	23.21
药品种类缺乏	242	21.43
治疗效果不好	0	0
其他	0	0
合计	1129	100

有效样本：563。

（二）缺少清晰的转诊规范和平台，向上转诊盲目无序

1. 缺少向上转诊的标准和制度规定

一方面，农村基层医疗机构在向上转诊患者的过程中，缺乏具体的转诊标准。什么样的患者需要转诊，什么样的患者不需要转诊，转不转诊患者全凭医生自己判断。据调查，"73.6%的医务人员认为没有统一的双向转诊制度标准，是造成双向转诊运行障碍的主要原因"[①]。很多农村基层医生，由于缺乏全面专业的知识，面对不能确定的病人，直接将病人上转，造成上转病人的过多拥挤，使得病人上转变得无序。即使在已经建有较为成熟的转诊制度的试点省份，很多基层医生上转病人也只是为了完成相应的指标或者拿到转诊的奖励，而并没有具体的转诊标准可循。

---

① 陈靖：《关于加快双向转诊进程的几点思考》，《中国民康医学》2008 年第 7 期，第 1675 页。

另一方面，上级医疗机构接待转诊病人也没有制度上的规定。从基层上转到上级医疗机构的病人和直接前来就诊的病人，待遇上并没有差异，转诊病人也没有获得专门的诊疗或者绿色通道。据调查显示，"不仅多数患者不了解双向转诊，许多专科医生和一部分社区医生也未完全掌握双向转诊的程序和方法"[①]，甚至许多病人认为，直接跳过基层医疗机构去大医院排队就诊，反而节省了时间和精力。

2. 缺少向上转诊的信息互动平台

信息沟通不畅，上下级医疗机构之间缺乏互动，也是农村基层医疗机构在向上转诊病人无序混乱的一个原因。目前，各医院内部和城市社区卫生服务中心均有单独的内部信息平台，患者的医疗信息可较快查阅和互通。但各级医疗机构之间却缺乏一个共同的信息沟通平台，患者在转诊的时候，信息只能靠手写的转诊单来传递。

农村基层医疗机构和上级医院之间，缺乏一个统一性的互动、互通信息平台。一方面，基层医疗机构无法及时和上级医疗机构联系，将患者转诊到专业对口的医院和科室，要依靠患者自己前去医院寻找对应的专业科室，一定程度上延长了患者的就诊时间，耽误了患者的治疗。另一方面，患者的病史、治疗信息也不能在规范的平台上共享和互通，患者的诊疗情况、结果不能及时、有效地传递给接诊医生，影响患者的就诊效果。

缺少上下级医疗机构间互通的信息平台，患者如若从农村基层医疗机构向上转诊，其病情和信息就处于农村基

---

① 洪文倩：《双向转诊制度转上容易转下难困局亟待破解》，《中国发展》2014年第2期，第85—86页。

层医疗机构和上级医院"都不管"的中间地带，这样的局面往往导致农村居民宁愿选择自行前往大医院就诊，也不愿意通过转诊渠道就医。

3. 缺乏专职人员进行转诊督导和培训

农村基层缺乏专职的机构、人员负责双向转诊，缺乏对双向转诊应用的督导和培训，导致了转诊效果难以保证。由于缺乏专业的医疗知识培训，国内农村基层医疗机构的医生在转诊单的填写上，转诊患者的基本情况往往都没有交代清楚，上级医疗机构也不熟悉基层医生的医疗用语习惯，不能准确理解病例信息；加之缺少专门的负责转诊的人员进行协调督导，患者转诊到大医院仍需要重新进行一次"首诊"，这就使向上转诊失去了合理利用医疗资源的意义。

相比之下，国外的一些做法值得借鉴。澳大利亚的社区居民必须经过全科医师转诊才能到专科医师处就诊，同时全科医生对转诊要经过专门的培训，并对患者全程负责，"全科医师可根据患者的情况及特殊要求，如地点、性别等选择专科医师，但是双方必须书写详细的转诊信，有紧急情况时，直接通过电话联系，极大地提高了双向转诊的效率和效果"[1]。

（三）缺少必要的基础医疗资源，下转护理康复效果差

据统计，"2014 年全国入院人数中，医院 15375 万人（占 75.2%），基层医疗卫生机构 4094 万人（占 20.0%），其他医疗机构 972 万人（占 4.8%）。与上年比较，医院入院增加 1368 万人，基层医疗卫生机构入院减少 207 万人，

---

① 吴涵梅、李跃平：《双向转诊制度现状以及经验概述》，《中国卫生事业管理》2010 年第 7 期，第 441—442 页。

其他医疗机构入院增加 65 万人"①。可见，医院承担了 75.2% 的住院服务，而基层医疗机构只承担了 20.0% 的住院服务，并且住院人数在逐年下降。这与医院承担手术和重大病症的治疗有关，但也与分级诊疗下基层医疗机构缺少必要的基础医疗资源，患者不愿意下转康复治疗有很大的关系。

特别是农村基层医疗机构，由于必要的康复治疗设备和专业药物的缺乏，农村患者愿意留在上级医院或转到其他民营医院进行优质的康复治疗，而不愿意下转到农村基层医疗机构进行后续的康复和护理。

1. 缺少必要的基础医疗设备

随着农村地区居民生活水平的提高，农村居民对自身的健康更加关注，对自身健康的投入也更大。不仅在选择医疗机构的时候，而且在分级诊疗向下转诊的过程中，农村居民对基层医疗机构的医疗设施也越来越看重。农村基层医疗机构必要的康复和检查设备的缺乏，不能对患者进行较好的康复诊疗。"2013 年，河南省 67281 家农村基层医疗卫生机构万元以上设备总价值仅 21 亿元，平均每家仅 3 万余元，万元以上设备仅 26012 台，平均 3 家才有一台万元以上设备。"② 医疗设备，特别是专业的康复设备、检查设备的缺乏，无法为下转患者进行更为精细、准确的康复诊疗，是患者不愿意向下转诊到基层医疗机构的主要原因。

---

① 中华人民共和国国家卫生和计划生育委员会：《2014 年我国卫生和计划生育事业发展统计公报》，2015 年 11 月 5 日（http：//www. nhfpc. gov. cn/guihuaxxs/s10742/201511/191ab1d8c5f240e8b2f5c81524e80f19. shtml）。

② 程豪：《河南省分级诊疗制度设计》，郑州大学，2015 年。

本调查数据（见表5—4）也充分证明了这一原因。"在138个乡镇卫生院中，76.26%的乡镇卫生院认为设备简陋，很多检查做不了是患者不愿意向下转诊的原因。"

表5—4　　　　　　**患者不愿意向下转诊的原因**　　　单位：个，%

主要原因	样本	百分比
设备简陋，很多检查做不了	106	76.26
医务人员技术水平有限	18	12.95
药品种类缺乏	11	7.91
其他	4	2.88
合计	139	100.00

有效样本：138。

2. 缺少基本的常用药物和康复护理药物

自2009年国家发改委、卫生部等9部委联合制定国家基本药物制度以来，农村基层医疗机构的药物全部是按照基本药物目录配备，对于基层群众的诊疗，仅能使用药物目录上的基础药物，可供选择的种类很少。特别是对于各种疑难疾病的术后康复护理，农村基层医疗机构能够使用的药物更为有限。"受基本药物目录的限制，医生很难开出大医院转诊下来的慢性病患者的习惯性用药，患者仍需回到大医院就医取药"[①]，这就使得部分要下转到基层医疗机构的患者不愿下转，或者转到民营医院去康复治疗。

---

① 郜琳、董恒进、王林浩等：《浙江省卫生人员对分级诊疗和双向转诊的认知调查》，《中华医院管理杂志》2015年第31卷第12期，第925—928页。

　　当然，也有地区对此问题的解决做出了一些探索和尝试。比如浙江省绍兴市允许农村基层医疗卫生机构根据业务发展情况，"适当增加药品品种，但新增药品重点保障抢救重症用药，只有医疗联合体单位，才允许其基层医疗机构配备使用上级医院目录范围内的药品"①。当地基层医疗单位配备的仍然是基药307种，省增补150种，许多常用的、康复类药品是常年配不到的。所以，对基层群众的诊疗效果并不好。

　　本调查数据显示（见表5—5），共有66.67%的村庄卫生室认为在双向转诊过程中，村卫生室面临着基本药物缺乏和用药限制的问题。"50%村庄卫生室认为基本药物无法满足需求，16.67%村庄卫生室认为是用药限制过多。"由于农村基层药物配给制度的限制，农村基层医疗机构在许多用药品种上和大医院存在较大的差异，导致向下转诊的病人在农村基层医疗机构无法得到在上级医疗机构治疗的惯用药物，转诊之后，患者的后续康复治疗开展效果差，这对向下转诊的推进十分不利。

表5—5　　　　　　村卫生室解决常见多发病
　　　　　　　　　　时的主要困难　　　　　单位：个，%

主要困难	样本	百分比
基本药物无法满足需求	99	50.00
用药限制过多	33	16.67

　　① 《绍兴市人民政府办公室关于印发绍兴市分级诊疗试点工作实施方案（试行）的通知》（绍政办发〔2014〕121号），2014年9月18日（http://www.sx.gov.cn/art/2014/9/19/art_7841_119067.html）。

续表

主要困难	样本	百分比
新农合报销或补偿不够	36	18.18
其他	30	15.15
合计	198	100.00

有效样本：198。

第二节　农村居民接受配合分级诊疗的困境

农村居民作为分级诊疗执行过程的最后一环，不仅是政策受众，更是能动的主体，其是否愿意接受配合分级诊疗，直接关系到分级诊疗能否有效实施。目前，影响农村居民配合分级诊疗的因素主要表现在三个方面。

一　分级诊疗向农村宣传不到位

分级诊疗的有效实施，不仅需要政府对各级医疗资源的合理配置，更重要的是农村居民对分级诊疗政策的"知晓"、"了解"与"落实"。分级诊疗制度在农村的施行，有赖于农村居民对分级诊疗的了解和接受。农村居民对其内涵和规定不了解，就难免在就诊过程中遇上困难。

（一）农村居民对分级诊疗的认知现状

农村居民对分级诊疗政策的知晓和了解，直接影响农村居民的就诊行为和流向。目前，农村居民对分级诊疗的知晓率低，十分不利于分级诊疗的推行。本调查数据显示（见表5—6），在2912个有效样本中，关于"您是否听说过国家倡导的分级诊疗政策"的回答中，"是"和"否"

的样本数量分别为 651 和 2261，各占有效样本总数的
22.36% 和 77.64%。从调查数据可以看出，近八成的农村
居民没有听说过分级诊疗政策。调查进一步对农村居民从
年龄、文化程度及居住地域三个维度进行分析。其中，
50—59 岁的农村居民对分级诊疗政策的了解度最高，为
23.24%；高中学历的农村居民对分级诊疗的了解度为
24.04%，为各文化程度中最高者；而豫南农村居民对分
级诊疗的了解度相对其他地市更高，但最高的安阳市也仅
为 27.37%。综合调查结果显示，不同年龄、文化程度和
地域的农村居民对分级诊疗的了解率均不足三成。

表 5—6　　　　　　　农村居民对分级诊疗的
认知情况　　　　　单位：个，%

是否知道分级诊疗政策	样本量	百分比
是	651	22.36
否	2261	77.64
合计	2912	100

有效样本：2912。

　　农村居民对分级诊疗政策的了解度和认知度低，是导
致分级诊疗在农村地区实行效果较差的首要阻碍。农村居
民对分级诊疗政策的不了解，在实际就诊中便不会按照
"基层首诊"的要求就近选择医疗机构，这不仅导致农民
的"看病难"问题，还在一定程度上侵占了相当数量的医
疗资源，使医疗体系本来应该有的功能无法实现。调查还
发现，文化程度愈低、年龄愈大者以及妇女群体，对分级
诊疗的知晓率相对愈低，不利于其降低医疗成本，充分享

受医疗资源。这其中主要的原因不仅有农村居民自身的就诊习惯问题，更重要的是缺乏政府部门有效的政策宣传和行政引导。农村居民对分级诊疗的内涵与理解无从谈起，在实际就诊中也无法实现"基层首诊"、"双向转诊"。

（二）导致分级诊疗政策宣传不到位的原因

调查发现，农村居民对分级诊疗的不了解，是在农村推进分级诊疗的困境之一，究其原因在于缺乏有效的宣传和引导。

首先，宣传媒介单一，主要采取发放传单、书写板报、悬挂横幅、举行村庄会议宣传的方式。但农村居民流动性较大，这种以固定的宣传媒介为主的宣传方式就很难保证宣传效果，农村居民对政策的完整把握也很难实现，仍需要其在就诊时通过深入了解，才能有效掌握政策精神。

其次，在进行政策宣传时，缺乏对新媒介的应用，尤其是对自媒体的充分应用。当前，手机宣传、网络宣传等宣传形式虽然是一种较为有效的宣传方式，但在农村地区尚未有效运用。[1] 加之宣传力度不够、宣传过程流于形式等原因，无法引起农村居民对宣传内容的兴趣，也在相当程度上削弱了宣传效果，影响了农村居民对分级诊疗政策精神的准确了解和接受。

二 农村医疗资源不均衡，评价低

农村医疗机构是为农村居民提供医疗、康复保健的主要场所，目前实际上也成为疏解城市大型医院"看病难"的"稀水池"。农村医疗机构的医疗服务能力是实现分级

---

[1] 资料由《卫生部关于全面加强和改进卫生新闻宣传工作的意见》整理所得。

诊疗的首要前提。农村医疗机构是否真的能够发挥其在分级诊疗中应有的功能，实现其在各级医疗机构中的定位，不仅要求政府职能部门对农村居民的引导，更在于有一个能够让农村居民满意的医疗环境。然而，由于城乡医疗资源的不均衡发展，导致农村居民对农村医疗机构的就诊环境较为不满。这不仅不利于农村居民得到及时有效的医治，同时也影响到分级诊疗的实施。

（一）农村居民对农村医疗机构的评价

村卫生室和乡镇卫生院是分级诊疗制度设计下农村地区主要的医疗机构，是实现基层首诊和向下转诊的主要场所。调查中发现，新医改以来，乡镇卫生院和村卫生室在医护人员数量和水平、硬件设施、药品配置上普遍有所改善，但仍难以满足基层首诊要求。

1. 农村居民对农村医疗条件不满意

农村医疗条件差的首要表现在于设备的简陋和先进设备的缺乏。目前，农村卫生院医疗设备大部分停留在体温计、血压计、听诊器等常规基础性诊疗设备上，大型医疗设备的配置率较低。部分诊断设备严重老化，新型医疗器械的更新速度缓慢、新引进的医疗器械也往往难以达到理想的状态，这非常不利于病人的病情诊治。农民看病小病去诊所，大病去大医院，农村卫生室成为医疗真空地带。

农村医疗设备的简陋直接导致农村居民对农村医疗服务能力的质疑。据本次在河南省农村所做的调查，目前，农村居民对农村医疗机构设备配置的评价相对较低，而这也成为农村居民诟病农村医疗服务能力的最突出原因。调查中发现，农村居民对村卫生室医疗设备感到不满意的门诊病人占比为28.34%，对乡镇卫生院医疗设备不满意的占 25.69%，对县医院设备不满意的农民占 10.79%，从农村医疗体系内部来看，农村居民对农村医疗机构的不满意评价自下而上是逐渐减少的，由于越是基层的医疗机构越无法提供有效的医疗条件，这导致农村居民不愿意选择农村诊疗机构作为首诊地，或向下转诊的接收机构。而从农村居民对农村医疗机构不满意的原因评价中，无论是村卫生室、乡镇卫生院还是县医院，农村居民对医疗设备的不满意度均为各项之首。可以看出，相对于其他医疗因素，农村居民更加看重农村医疗设备是否能够满足自身的诊疗需求。

2. 农村居民对农村医疗人员不认可

我国分级诊疗制度能否顺利在全国范围内得到推广，取决于农村居民对农村基层医疗机构诊疗能力的认可，而这关键在于农村医疗机构中医疗人员的数量和质量是否能够满足需求。调查发现，导致农村居民对农村医护人员缺乏积极性评价的原因主要体现在两点：一是"全科医生"的缺乏。从农村居民就诊意向和农村医疗条件来看，全科医生的存在缓解了乡镇卫生院的就诊困境，而农民也乐于找乡镇卫生院中的全科医生治疗。二是医护人员诊疗水平低。相较于城市医疗机构的医护人员，乡镇医院的医护人员在学历层次、医生技能、专业性等方面远远落后。究其原因，主要还是农村居民的医疗需求不断提高，对农村医疗人员的要求不断提高。一项数据显示，2013 年，河南省农村卫生技术人员有 80%的为大专以下学历，37%的为中专以下学历，尚有 2.5 万无学历人员在基层从事医疗卫生服务。① 而本次对农村医疗机构的调查也表明，农村居民对农村医疗人员的评价较低。

乡镇卫生院是农村居民除村卫生室以外的，相对诊疗条件更好的医疗机构，也是实施"双向转诊"中向下转诊的主要归宿。调查中发现，除了对医疗设备的不满意度较高外，无论是农村居民对村卫生室还是乡镇卫生院"不满意"的评价中，"医护人员专业水平低"均成为农村居民对农村医疗机构不满意的主要原因。而对乡镇卫生院医护人员的不满意评价百分比也高于对村卫生室医护人员。这主要由于村级医疗机构的定位在于常见病的诊疗，而乡镇卫生院则需要承担更多的医疗服务，因此农村居民对乡镇卫生院的医护人员的专业技术水平更加看重。然而，从整体来看，农村居民对农村医疗机构医护人员的满意度评价普遍低于三成，这在一定程度上影响了农村居民的首诊选择。

3. 农村医疗机构费用缺乏优势

与农村居民在空间距离上更为接近的县医院、乡镇卫生院的医疗费用逐年上涨，让农村居民在遇到非常见病、重病时无法接受。这在加重了农民负担的同时，也弱化了农民选择乡镇卫生院和县医院作为首诊医疗机构的观念。既然在县卫生院同样花这么多的钱，农村居民宁愿到大城市中的大型医院接受更好的诊疗服务。因此，无论是农村住院病人还是门诊病人都将"收费高，报销比例低"放在其对农村医疗机构，尤其是县级医疗机构不满意评价的首位。

---

① 数据来自河南省卫生厅《2013 年河南省卫生资源与医疗服务统计公报》。

在农村住院病人对县医院的满意度评价中，选择"收费高，报销比例低"这一项的最多，占比达 26.47%，比占比次高的"排队等候时间长"高出了近 10 个百分点。同样，农村门诊病人对诊疗费用不满意的比例亦达到 28.51%（见表 5—7），这一比重也高出位于第二名"排队等候时间长"12 个百分点。数据表明，相较于其他的因素，农村住院病人最为看重的是医疗成本。

表 5—7　　　　　农村病人对县医院医疗的满意度　　　单位：个，%

病人类型	不满意项	样本量	百分比
住院病人	收费高，报销比例低	211	26.47
门诊病人	收费高，报销比例低	110	28.51

综合来看，无论是住院病人还是门诊病人，对县医院不满意的评价主要是因为其相对较高的医疗费用。县级医院由于提供更为高质量的诊疗服务以及覆盖面更广的原因，收取的费用以及接纳患者数量就会高于乡镇卫生院以及村卫生室。进一步来说，虽然"新农合"规定了各级医疗机构的报销比例和类别，但从村卫生室、乡镇卫生院、县医院到城市医院，报销比例逐步降低。这在一定程度上减弱了县医院对农村居民的吸引力。

4. 农村医疗机构药品配置不到位

目前我国农村地区基本药物的可及性比较低，药物不合理使用现象严重，影响人们健康水平的提高。为了保障群众用药，减轻患者医药费用负担，2009 年我国建立了国家基本药物制度，在政府宏观调控下充分发挥市场机制的作用，对基本药物实行公开招标采购，统一配送，减少中间环节，并要求政府举办的基层医疗卫生机构全部配备和使用基本药物，充分保证农村地区基本药物的可及性。然而，调查中发现，农村的常用药物、慢性病习惯性用药、急救药物等仍然较为缺乏，有些基本药物目录的药物供应不足。本调查表明（见表5—8），就药品配置来看，农村居民认为村卫生室药品种类缺乏的门诊病人占比最高，为21.43%，认为乡镇卫生院药品缺乏的占11.47%。与城市三级医院相比，县医院、乡镇卫生院及村卫生室除了在设备、医护人员等方面存在着较大的差距外，在药品配置上面的差异更是导致农村居民不愿意向下转诊的重要原因。

表5—8　　　　农村居民对农村医疗机构
药品配置的不满意对比　　　单位：个，%

医疗机构	样本量	百分比
村卫生室	242	21.43
乡镇卫生院	146	11.47

（二）农村居民对农村医疗机构评价较低的原因

首先，随着经济发展水平与医疗保障水平的提升，农村居民的医疗保健需求进一步释放，对医疗质量的需求也迅速提高。在农村居民的认知中，大医院往往是功能齐全的、具有更高的诊疗技术，而农村诊疗机构在这方面有一定的差距，不能完全提供相应的药品和设备。

其次，由于担心在就诊中出现"误诊"，受调查的农村居民认为大医院的医护人员看病效果更好，尤其在就诊上有"名医"的情结，往往会选择自己比较信任的医院和医生进行诊治，而认为县乡医院的医生水平参差不齐，只有在遇到常见病时，才会选择县乡医院的医护人员。

最后，农村医疗机构在医疗费用上相对较低的"性价比"，也是导致农村居民选择到城市医院就诊的原因。在目前农村居民用于医疗的开支上，农村居民在农村医疗机构就诊的费用接近于其在城市医院就诊的费用，这也导致了农村居民对农村医疗机构评价低。

三　农村传统就诊习惯难改

在农村实施分级诊疗不仅需要一定数量与水平的农村医务人员，而且要求农村居民自觉养成就近就医，根据病情轻重缓急理性就医的习惯。[①] 然而，由于新型农村合作医疗制度在农村居民就诊选择上并没有硬性规定，必须实现基层首诊和双向转诊，农村居民并未形成合理有序的就医习惯。目前，农村居民存在着非理性就医的习惯，这主要表现在：一方面，农村居民对于健康越来越重视，在出现健康问题时，渴望得到及时的诊治，在诊疗效果上追求"见效快"；另一方面，自身的健康知识水平和正确就医意识没有随之提高，出现很多"盲目"需求和超越自身实际需要的诊疗需求。

（一）农村居民就诊现状

目前，我国推行分级诊疗具备一定的现实基础，但是目前分级诊疗的推行并不理想，也存在一些问题，主要体现在农村居民的转诊上。由于缺乏对分级诊疗政策的了解，以及农村居民自由的就医习惯，农村居民在就诊选择

---

① 邵德兴：《农村分级诊疗体系建设的障碍与路径选择》，《社保观察》2015年第11期，第172—175页。

上的现状是"首诊选择较为理性","向上转院成本、比重高，向下转院比例低"。

1. 农村居民首诊相对理性

调查数据表明，目前农村居民的首诊选择相对比较理性。在接受调查的 2903 位农村居民中，有 1742 位在遇到感冒发烧等常见病首诊会去村卫生室，所占比重为六成（60.01%），占比最高。基本上实现了"小病不出村，常见病不出乡，大病不出县"的目标。农村居民在首诊选择时，大部分会根据病情的轻重缓急来决定就诊的医疗机构，这符合分级诊疗对不同等级医疗机构面向不同群体、不同病情开展疾病诊治的基本要求。

2. 农村居民转诊随意

农村居民在转诊程序上，向上转诊相对较为合理，而向下转诊则显得随意。导致这一现象的主要原因是在向上转诊时，农村病人会根据自身的病情需要结合诊治医生的意见综合考虑转诊的医疗机构，而在向下转诊时，病人往往会"避轻就重"，选择诊疗机构。当前，城市新建大型综合医院是地方政府解决高等级医疗机构就医拥挤、老百姓"看病难"的普遍途径，但这对分级诊疗的推行产生不利后果。与之相对应的是农村医疗机构在药品配置、医疗设备、医护人员的数量和水平以及医疗环境等方面，相较于城市大医院，均存在着一定的距离。而这也是农村居民不愿意向下转诊的最突出原因。

调查的数据也同样证明了这一点（见表 5—9），从农村居民的双向转诊的去向来看，农村居民转诊基本流向了上级医院，而向下转诊的比例低。通过对 788 位住院农民的调查，有 25.38% 的患者有过转诊经历。其中，向下转诊的农户占比不足一成，为 7.73%；同级转诊的农户最少，占 6.08%。进一步考察农民转诊前后的就诊医疗机构级别发现，在乡、村级医疗机构就诊的比例从转诊前的 58.24%，下降到了转诊后的 15.15%；在县级以上医院就诊的比例从 41.76% 上升到了 84.85%。

表 5—9　　　　　　农村住院病人转诊流向情况　　　单位：个，%

转诊流向	样本	占比
向上转诊	156	86.19
向下转诊	14	7.73
同级转诊	11	6.08
合计	181	100

有效样本：181。

3. 农村居民转诊不规范

与相对理性的首诊选择相比，农村居民在转诊选择时则显得随意、无序，并没有按照分级诊疗的制度设计选择转诊的医疗机构。一部分农民在首诊时，往往选择直接到城市大医院，或者利用在城市医院中的"熟人"、通过"关系"就诊，然后回到农村基层医疗机构开具转诊单。这种不规范的越级转诊行为，不仅使患者没有充分利用分级诊疗的医疗资源，更对上级医疗机构施加了不必要的工作压力。农民的这种就诊选择，也是目前分级诊疗制度推广应用的一大困境。

调查数据显示，从农村居民转诊的规范性来看（见表 5—10），在 75 个村庄有效样本中，"跳过村庄卫生室去上级医院看病再回来开转诊单"的总人次为 5031，占村卫

生室上转的病人总数的 19.45%，平均每个村庄有 67.08
人次没有按规范程序进行转诊。相比村级卫生室而言，乡
镇卫生院中没有按规范流程转诊的患者比重更大。"跳过
乡镇卫生院去县级医院看病再来开转诊单"的患者合计
7218 人次，占乡镇卫生院向县级医疗机构转诊总人次的
48.22%。

表 5—10　　　　　　农村医疗机构不规范

转诊人次对比　　　　单位：个，%

农村医疗机构	样本量	占比
村卫生室	5031	19.45
乡镇卫生院	7218	48.22

（二）影响农村居民转诊选择的因素

自从"新农合"实施以来，我国一直提倡并引导农村
居民就近就医，更多地利用乡村基层医疗服务，以提高医
疗卫生服务的可及性，并减轻新农合基金支付压力。[①] 但
是实际却并不乐观，目前，农村居民在首诊时，往往会根
据疾病的轻重缓急来选择相对应的医疗机构。但在转诊
时，却出现了不规范的做法，尤其在向下转诊时，农村居
民的个人意愿往往强过"医嘱"，而院方基于利益和诊疗
条件的考虑，在转诊时往往过于保守。影响农民转诊选择
的因素主要有以下四个方面：

① 邵德兴：《农村分级诊疗体系建设的障碍与路径选择》，《社保观察》2015 年第
11 期，第 172—175 页。

一是农村居民基于希望得到更好治疗效果的考虑。由于农民患者对基层诊疗机构的医疗条件不满意，对医护人员的诊疗技术不信任，而基层医护人员在遇到难以处理的疾病时，往往会推荐农民到城市大医院就诊，这就加重了大医院的负担。在分级诊疗制度尚未广泛推行的制度环境下，农村居民的就诊选择基于医疗资源的分布现状综合考虑。

二是农村居民的"名医情结"。一般情况下，城市大医院不仅诊疗技术好，医生个人的医疗水平也相对强于农村基层医疗机构的从业医师。在就诊前，农村居民往往会根据听说到的对于某位医生的口碑选择就诊的医疗机构。这虽然体现了农村居民对良好医疗技术的信赖，但这种做法无疑增大了大医院的医疗服务压力。

三是费用上的考虑。虽然国家规定，"对于基层医疗卫生机构可以诊治的病种，上转不予报销或大幅降低报销比例"①，但在农村医保制度逐渐完善，费用相差无几的情况下，农村患者更倾向于到大医院接受治疗。分级诊疗的实施，可以充分利用价格杠杆，通过规定报销比例和报销类别来引导农村居民就诊。

四是院方对转诊的保守。长期占用床位的患者不愿意转诊，医院害怕产生医疗纠纷，不敢转诊。② 另一方面，新建的大型医院"以药养医"的传统思路实际上尚未完全纠正。

---

① 中华人民共和国国家卫生和计划生育委员会：《关于做好 2015 年新型农村合作医疗工作的通知》，2015 年 1 月 29 日（http://www.moh.gov.cn/jws/s3581sg/201501/98d95186d494472e8d4ae8fa60e9efc5.shtml）。

② 王林浩：《浙江省分级诊疗问题与对策研究》，浙江大学，2015 年，第 37 页。

本章小结

当前国内的医疗供需矛盾，已由过去的医疗供应量不能满足居民对医疗的需求量，转变为优质医疗的供应量不能满足居民对优质医疗的需求量。为规范就医秩序、提高医疗服务质量、合理配置医疗资源，2015年9月根据一些试点省份的经验和结合我国的基本国情，国务院办公厅颁布了《关于推进分级诊疗制度建设的指导意见》，在全国逐步推行分级诊疗制度，以满足群众对医疗质量、医疗服务、医疗环境的要求越来越高的需求。

然而，分级诊疗在农村地区推行的效果并不理想：农村基层医疗机构面临着首诊率低、基层医疗机构向上转诊混乱、接收向下转诊病人数量少的阻碍；农村居民面临着对分级诊疗政策普遍不了解、对医疗卫生机构普遍不满意、无序转诊的困境。

本章通过分级诊疗在农村推行中面临的阻碍和困境的调查分析认为，一方面，农村基层医疗机构优秀医疗人员缺乏、缺少清晰的向上转诊规范和平台、必要的基础医疗资源匮乏是农村医疗机构开展分级诊疗的阻碍；另一方面，由于政策宣传不到位，农村居民对分级诊疗不了解、农村居民对农村医疗机构的评价较低以及其旧有的就诊习惯短期无法改变，农村居民就诊无序是农村居民接受分级诊疗面临困境的重要原因。

第六章

农村分级诊疗的对策与出路

长期以来，"看病难、看病贵"一直是我国城乡居民共同面对的一大民生问题，切实解决好这一问题，是全面提升国民素质、增强社会经济发展动力、构建社会主义和谐社会的必然要求。2009年启动的新一轮医药卫生体制改革已历时7年，已经在基本医疗保障、公立医院改革等方面进行了诸多改革探索，并取得了一定的改革成效，但是"看病难、看病贵"这一痼疾仍未得到根本解决。究其原因，是医疗卫生资源的失衡配置引致的居民就医行为的错位、混乱和无序。① 因此，当务之急是要改革医疗卫生资源在区域、城乡间的配置方式，建立起一个布局合理、规模适当、层级优化、职责明晰、功能完善、富有效率的分级诊疗体系，重塑居民按需有序就医的新格局。2015年9月，国务院办公厅正式下发《关于推进分级诊疗制度建设的指导意见》，明确要"以提高基层医疗服务能力为重点，以慢性病、常见病、多发病为突破口，逐步建立基层首诊、双向转诊、急慢分治、上下联动的分级诊疗制度"，

---

① 郭有德、梁鸿：《我国实现分级有序医疗的障碍及对策》，《中国卫生政策研究》2014年第6期，第6—9页。

分级诊疗制度作为一项政策要求被正式提出。

　　本书旨在通过对农村区域分级诊疗运行状况的实证分析与评价，明确农村分级诊疗推行进程中的障碍与困难，以更有效地推进农村分级诊疗体系的健康发展。前文研究结果表明，由于受到历史、经济、文化及现行政策等因素的影响，作为分级诊疗重要内容的基层首诊在农村具有较好的群众基础，同时农村居民的按需就医习惯和优先在县域内解决疾病问题的就医观念，都使得分级诊疗在农村地区推行具有一定的前期基础。但与此同时，基层医疗机构特别是乡村医疗机构在医疗技术人员、基本医疗设施及基本药物等方面的配置不足，严重制约了其诊疗能力；传统的农村三级医疗卫生服务网络，在现代无序的医疗市场竞争下已支离破碎，利益竞争下农村三级医疗机构间缺乏有序协作，"上转容易下转难"的问题突出；此外，受到县域内医疗机构有限诊疗能力的影响，新型农村合作医疗分级补偿政策对于农村居民就医流向的引导作用也较为有限。因此，在上述研究结果和理论分析的基础上，本书提出在我国农村地区推进分级诊疗的对策，以促进农村分级诊疗体系的建设与发展，推动破解农村居民的"看病难、看病贵"难题。

第一节　分工协作下的三级医疗服务网重构

　　当前，自由流向下农村居民就医行为的错位、混乱和无序，不仅浪费了大量的医疗卫生资源，使得城市大医院"人满为患"，更是加重了农村居民的疾病经济负担，严重制约了基本医疗保障制度的作用发挥。构建农村居民合理有序就医的新格局，需要县乡村三级医疗机构摒弃当前的无序竞争，建立紧密的分工协作关系，才能够为农村居民提供连续性、协同性的医疗服务。与此同时，分级诊疗的核心内涵是基层首诊、双向转诊、急慢分治和上下联动，其中的每个方面都隐含着对于各级医疗机构合理划分诊疗范围和加强业务协作的高度要求。因此，在我国农村地区建立分级诊疗服务体系，也就是要在明确功能定位和职责分工的基础上，重建我国农村三级医疗机构间的协作关系，整合服务，以充分发挥服务网络的系统功能。

一　明确功能定位，合理划分三级诊疗

医疗机构的功能定位是指基于其自身资源和服务能力，面向区域内卫生发展需求和自身发展战略，在服务范围、服务对象、服务内容、服务方式等方面所进行的界定。合理的功能定位不仅是医疗机构自身健康可持续发展的战略要求，同时也是农村医疗卫生服务网络内各级医疗机构间开展业务协作的前提和基础。我国农村地区现有的医疗服务体系主要由县乡村三级医疗机构构成，它们之间的合理功能划分是形成有序就医新格局的必要条件。

县医院是农村三级医疗卫生服务网络的龙头，是县域内的医疗卫生中心，其诊疗服务的功能定位应立足于满足基层群众的基本医疗服务需求，重点解决常见病和多发病。同时应加强对威胁农村居民生命安全的急危重症的救治，以争取最早、最佳的治疗时机，减少病人的死亡率。但同时又不宜开展风险较高、难度较大的疑难复杂疾病的诊疗，没有必要把有限的医疗资源投放在高、精、尖的医

疗技术上。因为，一方面，乡村两级医疗机构的服务能力和诊疗水平有限，尚不能为农村居民提供完善的基本医疗服务，特别是不能有效完成对威胁农村居民生命安全的急危重症进行救治的任务；另一方面，服务能力和技术水平较高的城市医院路途远、收费高、看病难，对于广大农村居民而言，其地理可及性和经济可及性均较差，也不能及时有效地满足农村居民的基本医疗服务需求。因此，作为县域内医疗卫生服务的龙头和县域内外医疗服务衔接的关口，县医院应坚持"有所为有所不为"。一方面，能够及时有效地满足农村居民基本医疗服务需求，对急危重症患者进行及时救治，弥补乡村基层医疗机构服务能力的不足；另一方面，从我国整个医疗服务体系的层级结构来看，县医院的服务能力和诊疗水平同县域外城市医院相比仍存在差距。因此，从医疗资源高效利用和整体医疗服务体系良性有序发展的全局出发，县医院应当避免同城市大医院展开业务竞争，不适宜投入大量资源开展风险高、难度大的疑难重症的诊治，对于这部分危重患者，县医院应当在做好紧急处置、保证在转运安全的前提下及时向上转诊。从而既向下保障基本医疗的处理，又向上保障疑难重症患者的有效衔接，使县域内居民的各种医疗服务需求都能够得到满足。而县中医医院作为县域内中医药工作的龙头，也应积极利用中医药医疗领域中适宜的诊疗技术，为当地居民提供基本医疗服务，丰富基本医疗服务的手段和内容。

乡镇卫生院是农村三级医疗卫生服务网络的枢纽，是连接县级医院和村卫生室的中间环节，其设置和功能发挥直接影响着农村医疗卫生服务网络功能的整体发挥。从其功能定位上来看，乡镇卫生院目前承担着为农村居民提供包括预防、医疗、保健、康复、健康教育和计划生育等服务在内的多重任务，但出于自身生存发展的现实目标，大多数乡镇卫生院在实际运行过程中更多将业务重心放在医疗上，使其应有的系统功能发挥受到制约，也进一步加剧了农村医疗卫生服务网络内部的无序竞争。因此，乡镇卫生院在农村分级诊疗体系中的功能定位应更多侧重于其枢纽作用的发挥，既要加强对辖区内村卫生室的业务管理，又要接受县级医疗机构的技术指导，有力促进三级医疗机构间的双向转诊，真正将三者紧密联系起来。而在其自身诊疗范围方面，乡镇卫生院则应定位于常见病、多发病及一般危重病症的诊断和治疗，同时做好辖区内慢性病人、老人、妇女、儿童等健康脆弱人群的规范管理和日常保健工作。

村卫生室是农村三级医疗卫生服务网络的网底，其所具备的地理和价格优势理应使其在满足农民基本医疗服务需求中发挥重要作用。[①] 从其功能定位上来看，村卫生室应承担所在行政村的公共卫生服务和一般疾病的诊治等工作。扎根农村基层的村卫生室及其医务人员，同农村居民保持着最为密切的诊疗关系，具有提供长期连续性服务的天然优势。因此，具体结合农村分级诊疗体系的要求，村卫生室应当承担起农村居民的一般疾病的日常诊治，以及为从上级医疗机构下转至基层的、诊断明确、病情稳定的慢性病患者、康复期患者、老年病患者等提供治疗、康复、护理等服务。

---

① 彭迎春、王晓燕、彭炜等：《新医改背景下的农村基层医疗机构功能定位探讨》，《中国医学伦理学》2012年第1期，第57—59页。

二　重建协作关系，推进三级诊疗合作

计划经济时期，农村三级卫生服务网络曾作为我国农村卫生的"三大法宝"之一，在开展农村初级卫生保健的过程中发挥了重要作用，其较为有限的卫生资源的投入，基本满足了广大农村居民的基本卫生服务需求，被世界广泛关注和称赞。而随着我国农村集体经济的解体和市场经济的逐步发展，医疗机构的逐利现象日渐普遍，传统的农村三级卫生服务网络开始松动，县乡村三级医疗机构间原本的紧密协作关系逐渐演变为无序的市场竞争，严重制约了系统功能的发挥。[①] 由此对比可见，县乡村三级医疗机构能否重新构筑成为一个高效的农村分级诊疗体系，关键在于重建三级医疗机构间的紧密协作关系。当然，计划经济时期主要采用的行政计划干预手段如今显然已不适用，必须在当前的市场经济环境下重新设计三级医疗机构分工协作的新机制。

在市场经济环境下，医疗机构间基于自身经济利益而展开的无序竞争制约了它们之间的相互协作，因此要实现农村三级医疗机构间的紧密协作，关键是要协调好它们之间的利益矛盾。从近年来各地探索不同级别医疗机构分工协作的经验做法来看，促进医疗机构分工协作的利益驱动主要源自于两个方面：一方面是政府主导责任下给予的财政补偿，例如设立专项资金，对上级医院、对基层医疗机构进行的业务帮扶和对口支援等，根据实际需要和当地支出水平以及财力情况，合理核定后进行财政补助；另一方

---

① 李玲、徐扬、陈秋霖：《整合医疗：中国医改的战略选择》，《中国卫生政策研究》2012 年第 9 期，第 10—16 页。

面则是不同级别医疗机构间通过合作、托管、重组、院办院管、组建医疗联合体或医疗集团等方式，组成利益共同体，协商确立利益分配机制。但不论是采用哪一种利益协调方式，最终都要看医疗机构间是否真正建立起了有助于实现分级诊疗的分工协作机制，是否有效提升了基层医疗机构的服务能力，是否真正方便了农村居民就医和缓解了看病负担。

对此，在实际工作过程中，一是要加强政府监管和政策激励，对上级医疗机构承担的业务帮扶、对口支援等工作，明确目标、强化考核，并将考核结果切实广泛应用到财政补助发放、医院等级评审、评优评先等工作中，促进此类工作的扎实有效推进，切实提升基层医疗机构的业务水平和服务能力；对于不同级别医疗机构组成的利益共同体，应加强监管和进行政策区分，防止将不同层级医疗机构间的分工协作演变为单纯的纵向规模扩张。二是要在前期明确功能定位的基础上，努力促进农村居民在各级医疗机构间的双向转诊。上级医院应对转诊患者提供优先接诊、优先检查、优先住院等服务，提高患者的转诊意愿。通过政策引导，鼓励上级医院出具药物治疗方案，在下级医院或者基层医疗卫生机构实施治疗。对需要住院治疗的急危重症患者、手术患者，通过制定和落实入院、出院标准和双向转诊规则，实现各级医疗机构之间的顺畅转诊。基层医疗卫生机构可以与二级以上医院、慢性病医疗机构等协同，为慢性病、老年病等患者提供老年护理、家庭护理、社区护理、互助护理、家庭病床、医疗康复等多样化连续性服务。

第二节　以区域规划促进医疗资源高效配置

卫生资源是指提供各种卫生服务所使用的投入要素的总和，包括卫生人力资源、卫生物力资源、卫生财力资源以及卫生信息和技术等。卫生资源的合理配置包括不同级别医院的合理布局、药品的供应保障体系、不同类型卫生技术人员的合理配置以及不同设备的分级布局等。① 医疗卫生资源是医疗卫生机构开展一切诊疗服务的基础，其合理有效配置是保障医疗卫生服务体系良性有序运行的基本条件。长期以来，我国区域、城乡医疗卫生资源配置同居民卫生服务需求间的严重错位，不仅直接引致城乡居民的无序就医、增加了就医成本，而且也加剧了各级各类医疗机构间的无序竞争，卫生资源配置、利用的过剩与不足现象并存，整个医疗服务体系呈现畸形发展态势。由此可见，卫生资源配置不仅是影响居民就医流向的关键因素，同时也是在分级诊疗体系中有效实现基层首诊、双向转诊、急慢分治、上下联动的基础性条件。因此，为构建有效的农村分级诊疗体系，政府必须统筹规划，为农村各级医疗机构配置适宜其功能定位的卫生资源，以切实保障各级医疗机构应有的服务能力和诊疗水平。

一　坚持政府主导，强化区域卫生规划

我国的医疗服务体系是以公立医疗机构为主体的，虽

---

① 杨坚、卢珊、金晶等：《基于系统思想的分级诊疗分析》，《中国医院管理》2016年第1期，第1—5页。

然卫生资源在医疗机构间的配置手段已经逐渐由计划为主向市场为主转变，但在机构设置、大型设备购置等方面仍需受到卫生行政部门的审批和监管；同时，分级诊疗工作涉及面广、政策性强，具有长期性和复杂性。因此，必须坚持政府在构建农村分级诊疗体系及优化医疗卫生资源配置中的主导作用，通过科学制定并强化落实区域卫生规划，促进卫生资源在农村各级医疗机构间的合理配置。

区域卫生规划是在一个特定的区域范围内，根据经济发展、人口结构、地理环境、卫生与疾病状况、不同人群需求等多方面因素，来确定区域卫生发展方向、发展模式与发展目标，合理配置卫生资源，合理布局不同层次、不同功能、不同规模的卫生机构，使卫生总供给与总需求基本平衡，形成区域卫生的整体发展。区域卫生规划是政府对卫生事业发展实行宏观调控的重要手段，它以满足区域内的全体居民的基本卫生服务需求为目标，对医疗机构、人员、床位、设备、经费等进行统筹规划，能够从宏观层面弥补资源配置中的市场失灵问题，以改善区域卫生服务系统的整体绩效。

区域卫生规划的制定应从区域和人群出发，以区域内居民的主要卫生问题为依据，以居民健康指标的切实改善为目标，而不是以床位、人员增长为目标；围绕区域人群健康目标这个中心，对区域各项卫生资源"规划总量、调整存量、优化增量"，按照区域常住人口数量及未来发展趋势，合理配置住院床位数、家庭病床数、大型诊疗设备、医护人员，按疾病谱变化和人群年龄性别因素，安排好预防保健和医疗服务资源，[①] 对存量卫生资源从结构、空间分布上进行横向和纵向调整，推行卫生全行业管理，按照公平、效率的原则合理配置，使有限的卫生资源得到充分的利用；规划应采取产出决定投入的计划模式，要求采取的干预措施符合成本效益原则，推动卫生资源向成本低、效益高的卫生服务领域流动，更好地提高卫生事业的社会效益和经济效益；规划要着眼于提高卫生系统的综合服务能力，明确各层次各类医疗卫生机构的地位、功能及相互协作关系，平衡双方利益，建立可持续发展机制，形成功能互补、整体的、综合的卫生服务体系。

二　强化引导约束，促进资源合理配置

作为我国卫生改革与发展的重大举措，区域卫生规划在我国已兴起多年，但由于种种原因，实施效果并未达到预期目标，没有充分发挥其科学配置卫生资源的重要作用。究其原因，是区域卫生规划缺乏刚性约束，市场经济利益诱导下各级各类医疗机构对区域卫生规划执行不力，随意的规模扩张和过度的大型设备配置不仅浪费了大量宝贵的卫生资源，也大幅增加了居民的就医负担。因此，必须强化区域卫生规划和医疗机构设置规划在医疗资源配置方面的引导和约束作用。

应结合各级医疗机构在分级诊疗体系中的功能定位，在科学调研测算的基础上，制定不同级别、不同类别医疗机构服务能力的最低标准和限制标准，不仅要配备满足其功能定位所需的医疗资源，同时也应防止各级医疗机构的

---

① 许栋、王国斌、张明等：《公立医院与基层医疗卫生机构分工协作的现状及策略》，《中国医院管理》2013 年第 4 期，第 11—13 页。

自由扩张。通过行政管理、财政投入、绩效考核、医保支付等激励约束措施，引导各级各类医疗机构落实功能定位。特别是要重点控制三级综合医院的数量和规模，建立以病种结构、服务辐射范围、功能任务完成情况、人才培养、工作效率为核心的公立医院床位调控机制，严控医院床位规模不合理扩张。三级医院应重点发挥在医学科学、技术创新和人才培养等方面的引领作用，逐步减少常见病、多发病复诊和诊断明确、病情稳定的慢性病等普通门诊，分流慢性病患者，缩短平均住院日，提高运行效率。基于目前绝大部分省、市三级医院都完成了大规模的基础建设，因此，建议不再批准部属、省属甚至地市级医院新建病房、门诊部和分院，而鼓励其和县级及以下的医疗机构开展对口支援或联合。通过这种倒逼机制，使大型医院不再和基层医疗机构直接展开竞争，由粗放式发展转为内涵建设，集中精力承担疑难重症的诊治和科学研究，医疗机构之间的利益冲突由此也可以得到较大程度的缓解。①

三　区域整合共享，提高资源利用效率

长期以来，我国各级医疗机构着眼于自身生存发展而各自为政，使得我国医疗资源配置过剩与不足的现象并存，由于空间障碍和政策限制，对此部分资源存量，特别是其中硬件资源存量的分布结构调整，仍存在一定困难。在强化区域卫生规划、优化区域卫生资源配置的过程中，如何提高这部分资源的利用效率，是需要政策制定者加以考虑的一个现实问题。但与此同时，分级诊疗本身的制度

---

① 余红星、姚岚、李莹等：《基于分级诊疗的医疗机构分工协作机制探究》，《中国医院管理》2014年第7期，第1—3页。

内涵要求各级医疗机构间加强全方位协作，各地在医疗机构分工协作方面的有益探索为解决这一问题，奠定了有利基础。

目前，全国各地已探索出不同层级医疗机构间开展分工协作的多种模式，虽然其协作程度有所差异，但其共同的本质特点都是对于优质医疗资源的共享。鉴于此，各地方可在尝试建立县域内医疗联合体等模式的基础上，将县域内特别是县级医疗机构的优势医疗资源进行共享，以提高其利用效率。在硬件资源方面，县级医院现有的检查检验、消毒供应中心等资源，可向基层医疗机构和慢性病医疗机构开放；同时可探索设置独立的区域医学检验机构、病理诊断机构、医学影像检查机构、消毒供应机构和血液净化机构，实现区域资源共享；此外还应加强医疗质量控制，推进同级医疗机构间以及医疗机构与独立检查检验机构间检查检验的结果互认。而在人力资源方面，它是影响医疗服务能力和诊疗水平的关键因素，是最具能动性的第一资源，同时又具备可流动性的有利特点，因此区域内或医联体内卫生人力资源的共享可更为灵活。但在此过程中，地方卫生行政部门又必须谨慎处理好医师多点执业的问题，应当运用好相关文件精神，及时出台配套文件，使医师能够在一定区域或医疗联合体内部的各医疗机构多点执业，在体制上彻底打破医师在区域内医疗行为的壁垒，使优质医疗资源的合理流动和共享能够推动医疗机构服务目标实现、满足患者医疗技术需求、缩小患者就诊半径、降低患者医疗成本、推动实现分级诊疗。[1]

---

[1]　吕键：《论深化医改进程中分级诊疗体系的完善》，《中国医院管理》2014 年第 6 期，第 1—3 页。

第三节　以创新模式提升三级医疗协同能力

健康是人们生存发展的前提和基础，用以促进和维护健康的医疗服务是具有较强刚性的消费品。在影响居民医疗服务利用的诸多因素中，医疗机构本身的服务能力和诊疗水平是影响居民就医流向的核心因素，只有尽快提升农村基层医疗机构的服务能力和水平，才能促进农村居民就医回归基层。但与此同时，农村医疗资源配置长期相对不足造成的历史影响，以及优质医疗资源下沉农村基层仍需政策假以时日地积极引导，使得农村基层医疗机构在短期内迅速提升自身服务能力的想法并不现实。因此，若想尽快增强基层医疗机构对农村居民的吸引力，促进农村分级诊疗体系的有效建立，就必须转变思路，创新服务方式，拓展服务渠道，特别是要在明确功能定位和业务分工的基础上，促进农村各级医疗机构间的紧密协作，以切实提升整个农村医疗卫生服务网络的协同服务能力。

一　推行标准建设，完善基层队伍建设

基层首诊是分级诊疗的核心内涵和基本要求，但受制于农村居民基本医疗服务的刚性需求和当前农村基层医疗机构服务能力的不足，现有政策尚不具备对农村居民基层首诊做出强制约束的环境和条件。只有通过加强建设，在现有基础上大力提高农村基层医疗机构的服务能力和诊疗水平，农村居民就医才能逐步回归基层，基层首诊才具备可行基础，才能逐步实现"小病不出村、一般疾病

不出乡"。

首先，应根据区域人口分布特点，完成农村基层医疗机构的科学布局。通过政府举办或购买服务等方式，合理划分乡村医疗机构的服务区域并加强标准化建设，实现农村居民全覆盖。同时，可大力推进社会办医，简化个体行医准入审批程序，鼓励符合条件的医师开办个体诊所，就地就近为基层群众服务。

其次，应加大投入，改善基层医疗机构的硬件水平。必要的硬件设备是满足农村基层医疗机构诊疗工作要求的基本条件，是基层医疗机构服务能力的重要标志，也是农村居民对机构服务质量的直观感知。因此，按照深化医药卫生体制改革的要求，坚持"保基本、强基层"的原则，相关部门应当加强对基层医疗机构硬件设施的投入，提供诊疗的必要设备，改善居民就医环境，提升基层医疗机构服务水平，从硬件方面吸引老百姓到基层医疗机构首诊。同时，在药品配备方面，也应进一步完善基本药物制度，合理确定农村基层医疗机构配备使用药品品种和数量，以加强农村基层医疗机构与县级医院之间的用药衔接，满足患者需求。

再次，应多管齐下，统筹推进基层人才队伍建设。医学是一门具有高度技术壁垒的科学，卫生人力资源是影响医疗服务能力和诊疗水平的最关键因素。在加强农村基层医疗卫生人才队伍建设的过程中，应同时注重农村基层卫生人才短期、中期和长期的有效供给。从短期供给来看，可通过组建医疗联合体、对口支援等方式，鼓励或要求县级或更高层次医疗机构的医师，到农村基层医疗机构定期出诊、巡诊，提高基层服务能力。从中期供给来看，一方面应注重对基层医师开展有序规范的在岗和转岗培训，为基层医师提供各种学习的方式与渠道，考虑将其纳入国家正在推行的住院医师规范化培训计划，以三级医院为业务培训中心，二级和社区医院按需求、按计划接受医疗技术培训，在较短时间内培养出具备基本诊治能力和管理能力的医生；另一方面则应加快推进医师多点执业，以平衡优质的医师资源。实现医师多点执业，使有执业资格的医师拥有自主选择执业方式的自由，引导大医院的优质医师医生下沉到基层专职或兼职工作，能够盘活现有的医疗资源存量，直接为基层患者诊治；同时能够加强对基层医师的技术指导，提升基层医师的技术水平，从而整体上提升基层医疗机构的医疗服务能力，增强患者对基层医疗机构的信任度。而从长期供给来看，则应逐步建立完善的全科医生规范化培养体系。首先医学院校要加大对医学定向生的培养，开设适合基层医疗的相关医学课程，提高医学生的技术水平，给基层医疗机构注入新鲜的血液。目前我国正在推行的 5+3 全科医生培养模式，很好地增强了医学生的临床思维能力和解决问题的能力，但在一定时期内，还要根据各地实际情况定向开展 3+2 助理全科医生培养，为基层培养更多合格的全科医生；同时，可通过派基层医师定期到大医院进修学习交流等方式，提升基层医师的医疗水平；此外，通过加强全科医生规范化培养基地建设和管理，规范培养内容和方法，提高全科医生的基本医疗和公共卫生服务能力，以真正发挥全科医生的健康"守门人"作用。[①] 此外，还应配套建立全科医生激励机制，在绩效

---

① 何思长、赵大仁、张瑞华等：《我国分级诊疗的实施现状与思考》，《现代医院管理》2015 年第 2 期，第 20—22 页。

工资分配、岗位设置、教育培训、职称晋升、社会保障等方面向基层全科医生倾斜，以保证农村基层医疗卫生人才队伍的长期稳定。

二　重点填平补齐，提升县医服务能力

县级医院是农村三级医疗卫生服务网络的龙头，是农村区域的医疗技术中心，是保障农村居民县域内就医的重要关口，全面提升县级医院的综合服务能力是建立农村分级诊疗体系的必然要求。首先，应结合区域卫生规划要求，根据区域内服务人口、疾病谱、诊疗需求等因素，合理确定县级医院的数量和规模，依据卫生行政部门规定的建设标准配置床位、人员、设备等诊疗资源。其次，应按照"填平补齐"原则，围绕近三年县外转出率靠前的5—10个病种，确定需要重点加强建设的县级医院相关临床和辅助科室，提出在人才、技术、学科和管理能力等方面的提升需求。重点加强县域内常见病、多发病相关专业，以及传染病、精神病、急诊急救、重症医学、肾脏内科（血液透析）、妇产科、儿科、中医、康复等临床专科建设，提升县级公立医院综合服务能力。省级、地市级和县级政府相关部门应采取多种方式加大支持力度，在对口支援、人才引进、骨干培养等方面形成政策叠加效应。应进一步深化城市三级医院的对口支援县级医院工作，鼓励采取专家团队支援的方式，提高对县级医院的支援效果。在具备能力和保障安全的前提下，适当放开县级公立医院医疗技术临床应用限制。县级中医医院同时重点加强内科、外科、妇科、儿科、针灸、推拿、骨伤、肿瘤等中医特色专科和临床薄弱专科、医技科室建设，提高中医优势病种诊

疗能力和综合服务能力。同时，还应同步提升县级医院的管理能力和学科建设水平，推动从城市三级医院选聘一批管理人员和业务骨干前往县级公立医院担任院长或业务副院长、科主任。通过上述措施，将农村居民的县域内就诊率提高到90%左右，实现"大病基本不出县"。

三　创新服务模式，健全基层签约制度

为更有效发挥全科医生的"守门人"作用，方便农村居民的双向转诊，促进农村分级诊疗的早日实现，同时也为了弥补农村基层医疗人才的短期供给不足问题，可借鉴国内部分地区的先进经验，在农村地区逐步推广基层签约服务制度。

在我国全科医生队伍的数量和质量还难以满足广大农村居民的卫生服务需求的情况下，可以通过政策引导，推进居民或家庭自愿与签约医生团队签订服务协议。挑选一些已经经卫生计生行政部门认可、经过全科医学培训、与农村基层医疗机构签订合作协议的临床医生作为签约医生，让其承担基层群众常见病、多发病的诊治，准确鉴别、及时转诊疑难杂症到专科医院的任务。签约医生团队应由县级医院医师与基层医疗机构的医务人员共同组成，以发挥他们各自在医疗技术和日常管理方面的优势。签约医生可以保留原来的事业单位身份，基本工资由财政发放，绩效工资部分由农村基层聘任机构根据工作绩效确定，考核依据就是与之签约的居民数量及服务效果。

签约服务应以老年人、慢性病和严重精神障碍患者、孕产妇、儿童、残疾人等为重点人群，逐步扩展到普通人群。明确签约服务内容和签约条件，确定双方责任、权

利、义务及其他有关事项。根据服务半径和服务人口，合理划分签约医生团队责任区域，实行网格化管理。签约医生团队负责提供约定的基本医疗、公共卫生和健康管理服务。卫生行政主管部门应结合地方实际，规范签约服务收费，完善签约服务激励约束机制。签约服务费用可通过医保基金、签约居民付费和基本公共卫生服务经费等渠道解决。签约医生或签约医生团队向签约居民提供约定的基本医疗卫生服务，除按规定收取签约服务费外，不得另行收取其他费用。同时，积极探索提供差异性服务、分类签约、有偿签约等多种签约服务形式，以满足居民多层次多样化的服务需求。慢性病患者也可以由签约医生开具慢性病长期药品处方，探索通过多种形式满足患者的用药需求。

四　推进信息建设，加强医疗协同能力

医疗信息的互联共享是促进分工协作、实现分级诊疗的必要条件。医疗服务共同体就是以一套完整的、互联互通的医院信息化平台作为支撑，信息系统的运用能够极大程度地提高资源利用效率和医疗服务质量。因此，应加快推进农村医疗卫生的信息化建设，以提升三级医疗机构的上下联动、协同服务能力。

加快农村基层医疗机构的信息化建设进程，建立区域性医疗卫生信息平台，积极推进以医院管理和电子病历为基础的医院信息系统建设，实现电子健康档案和电子病历的连续记录以及不同级别、不同类别医疗机构之间的信息共享，畅通患者双向转诊通道，提升远程医疗服务能力，利用信息化手段促进医疗资源纵向流动，提高优质医疗资

源可及性和医疗服务整体效率，鼓励县级及以上医院向农村基层医疗机构提供远程会诊、远程病理诊断、远程影像诊断、远程心电图诊断、远程培训等服务，同时跟踪患者治疗进展，实现双方信息直接交换和共享，并为监控和考评及改进工作提供平台。此外，还应加强县级医院信息系统标准化建设，完善信息安全保护体系。加强县级人口健康信息平台（数据中心）建设，实现上联下通，对上与对口支援的大型医院相连，对下连接区域内各级各类医疗卫生机构；实现居民电子健康档案、电子病历、公共卫生、新农合等系统的互联互通和信息共享，积极推进区域内医疗卫生信息资源整合和业务协同。

第四节　以激励宣教引导居民合理有序就医

长期以来，由于我国城乡医疗资源的配置失衡，县域内医疗机构的服务能力和诊疗水平受限，在与县域外城市大医院的市场竞争中不占优势，农村居民县域内特别是在农村基层医疗机构就医的意愿较弱。即使新农合制度的补偿方案设计已经在向基层医疗机构倾斜，但其作用相对于农村居民刚性的医疗服务需求来说，仍显得较为有限。在基层医疗机构服务能力不足的情况下，相关政策不应也不能对农村居民的就医流向加以限制，农村居民自由而无序的就医习惯已然形成。但在前文多方面举措的基础上，包括基层医疗机构在内的农村医疗卫生服务网络的服务能力能够得到显著提升，在此情况下，如何改变广大服务对象的就医习惯、促进其合理利用医疗资源，便成为切实发挥农村分级诊疗制度功效，需要考虑的又一重要问题。

从国际经验来看，西方发达国家实行"守门人"制度（看病必须经基层首诊和转诊）的只有英国、澳大利亚、新西兰和荷兰，但都允许居民自由选择自己认可的全科医生。多数国家没有"守门人"制度，瑞典、芬兰、丹麦、挪威等国只在跨郡就诊时，需经医生转诊；法国、德国虽有全科医生，但只是提倡选择一个及以上医生进行初诊；美国虽有家庭医生，但一般不承担正式的守门人角色。也就是说，大多数国家在规范就医秩序时，都尊重居民的就医选择权。① 因此，我国在推进农村分级诊疗的过程中，也应当谨慎采用强制政策，而应更多通过医疗价格及医保补偿的经济激励作用，通过分级诊疗的政策宣教来达到引导农村居民合理有序就医的效果。

一　健全价格机制，确定合理服务价格

医疗服务价格是影响医疗服务供需双方行为的重要因素，在医疗体制改革中起着"牵一发而动全身"的作用，它既是医疗机构及医务人员服务价值的体现，同时也直接影响着患者的就医选择和意愿。但目前来看，不同层级医疗机构间的价格差异，并未有效起到分流患者的效果，大医院人满为患、基层医院门可罗雀的现象依然突出；同时，没有梯度的医疗服务价格也不能充分体现现行医院的分级特点和医务人员的技术劳务价值，也会逐渐降低医疗服务供方的积极性。因此，在构建农村分级诊疗体系的过程中，应当进一步完善医疗服务价格体系，调整和拉大不

---

① 李显文：《对我国分级诊疗模式相关问题的思考》，《卫生经济研究》2015年第3期，第18—20页。

同等级医疗机构的服务收费标准，在不同等级医疗机构之间逐步实现分等定价，形成合理的等级差价和质量差价，[①]引导农村居民就医流向趋向理性。

政府有关部门应结合服务成本、市场供需等因素，在科学测算的基础上合理制定和调整医疗服务价格，对医疗机构落实功能定位、患者合理选择就医机构形成有效的激励引导。根据价格总体水平调控情况，按照总量控制、结构调整、有升有降、逐步到位的原则，在降低药品和医用耗材费用、大型医用设备检查治疗价格的基础上，提高体现医务人员技术劳务价值的项目价格。理顺医疗服务比价关系，建立医疗服务价格动态调整机制。在具体制定医疗服务价格的时候，既要考虑到需方的支付意愿，同时也要考虑供方提供医疗服务的激励，对医生人力资本进行合理定价，合理制定不同级别、不同类型医疗服务的价格，如提高健康教育、健康管理、健康咨询等基层医疗服务的价格，提高基层医疗机构医生人力资本的价格，充分调动基层医生的提供医疗服务的积极性。

二　推进支付改革，发挥经济杠杆作用

有效的分级诊疗体系要求实现"小病在社区、大病上医院、康复回社区"，但是，要使居民能够自觉自愿地留在社区看病和接受转诊，必须有完善的医保制度，通过充分发挥其经济杠杆作用，引导就医居民合理有序流动。然而从目前来看，作为农村医疗保障制度的主体，新型农村合作医疗制度在不同层级医疗机构的补偿比例设计上差异

---

① 刘国恩、高月霞、许崇伟等：《医疗机构分级诊疗价格机制研究》，《中国卫生经济》2014年第1期，第45—47页。

不大，在农村居民就医选择中产生的经济激励作用并不明显；同时并不完善的付费方式，也尚未充分发挥其对医疗服务供方行为的控制作用。因此，应按照推进农村分级诊疗工作的要求，及时调整完善医保政策。

（一）拉大医保补偿比例差距，引导居民基层就医

目前，在各级医疗机构就诊报销比例差别不大，医保经济杠杆作用并没有发挥出来，因此，必须拉大医保报销比例在不同层级医疗机构间的差距，分流引导农村居民基层首诊和下转回基层康复。首先，基本医疗保险政策应适当提高农村基层医疗机构的医保定点纳入率，将符合条件的基层医疗卫生机构和慢性病医疗机构按规定纳入基本医疗保险定点范围，鼓励实行基层医疗机构首诊制；其次，应完善不同级别医疗机构的医保差异化支付政策，适当提高基层医疗卫生机构医保支付比例，拉大农村基层医疗机构同高层次医疗机构的报销比例差距，提高基层首诊和经基层转诊的农村患者的就诊报销比例，对于县级医院能够解决的大病，拉大县域内外医疗机构的就诊报销比例，促进患者就近就医；此外，还应积极引导住院患者及时回基层医疗机构康复治疗，促进患者合理返流，当患者转回下级医疗机构进行康复治疗时，取消医保报销起付线，并优先安排住院治疗。

（二）区分对待转诊患者，引导居民规范转诊

促进患者规范有序转诊是建立农村分级诊疗体系的关键，医保政策应在此方面积极发挥作用，实施转诊审核制度，没有按照转诊程序就医的，降低医保支付比例或按规定不予支付。对于规范转诊患者，可采用累计起付线政策，切实降低患者就诊费用，适当拉开医保基金对经基层

转诊和非经基层转诊的参保病人报销比例的差距，引导参保人员优先考虑和充分利用基层医疗服务就诊，促进患者有序流动；针对符合向基层下转的条件而不转诊的患者，应明显降低其医保补偿比例，促进患者合理返流基层。

（三）改革医保付费方式，医保基金向基层倾斜

推进医保支付方式改革，强化医保基金收支预算，建立以按病种付费为主，按人头付费、按服务单元付费等复合型付费方式。在农村基层，探索慢性病患者按人头打包付费的支付方式，这能够激励农村基层医生通过做好预防和健康管理等积极控制医疗费用，同时也能保证诊疗质量而使患者满意，并与患者建立长期友好关系，从而将患者留在农村基层，是一种有效的门诊付费方式。但与此同时，也应赋予农村居民自由选择签约医生的权利，防止基层医生通过降低服务质量而控制医疗费用现象的发生。在县级医院，可探索建立以临床路径为基础的付费方式，切断医院住院天数长短与医院和医生收入高低之间的关系，在保证医疗安全和医疗质量的前提下，促使医院和医生下转患者，从而实现双向转诊，促进农村分级诊疗。

三　强化宣传教育，转变居民就医观念

要实现农村分级诊疗，必须得到农村各级医疗机构的大力支持和广大农村居民的积极参与，对此应针对不同群体特点，丰富宣传方式和渠道，提高各级医疗机构及农村居民对分级诊疗政策的认知水平。

应开展针对医疗机构行政管理人员和医务人员的政策培训，通过各种研讨会进行分级诊疗相关政策的宣传与学习，把建立分级诊疗制度作为履行社会责任、促进事业发

展的必然要求，进一步统一思想、凝聚共识。同时，亦可考虑将分级诊疗纳入医院的绩效考核之中，与国家对医院的补助等挂钩，提高医疗机构及医务人员支持和推动农村分级诊疗的积极性和主动性。在服务过程中，各医疗卫生机构要加强医患交流与沟通，医生要用通俗易懂的语言、适当的语速向患者讲解与患者疾病相关的知识和诊治信息，确保患者正确理解医生的建议，进而普及合理用药科学就医知识，增强居民科学就医意识和能力，树立分级就诊理念，推动落实分级诊疗制度。

　　而对于广大农村居民来说，由于其健康素养的整体水平较低，大多数患者不能选择正确的就医方式，从而会影响分级诊疗制度建设的推进。因此，相关部门更应充分发挥公共媒体作用，广泛宣传疾病防治知识，促进患者树立科学就医理念，提高科学就医能力，合理选择就诊医疗机构。特别应加强对基层医疗卫生机构服务能力提升和分级诊疗工作的宣传，引导群众提高对基层医疗卫生机构和分级诊疗的认知度和认可度，改变就医观念和习惯，引导居民就近优先选择基层医疗卫生机构就诊。同时，要注重创新健康教育方法和内容。为公众提供容易被理解和接受的健康信息。健康信息的编写要使用简单、常用的词语，重要的信息要用图表、符号等形式表现出来，内容上需要侧重于行动和行为，以增加健康信息的可读性。另一方面，健康信息的传播除了与大众媒体建立长期协作机制，设立健康专栏和开办专题节目等，还可以充分利用微博、微信、论坛等新媒体的传播作用，此外，还可以建立健康科普专家队伍，组织开展健康巡讲等活动，以增加健康教育的吸引力，提高群众的参与度。①

本章小结

分级诊疗制度是我国在深化新一轮医药卫生体制改革的进程中提出的一项重大举措，对改善现在混乱的就医秩序、促进医疗卫生资源的高效利用具有重要意义。我国是一个农业大国，农村人口数量庞大，但农村医疗服务体系却相对脆弱，能否在广大的农村地区推进分级诊疗，事关医疗服务体系改革的全局。

计划经济时期，我国农村地区曾建立起一个十分有效的三级医疗卫生服务网络，在医疗资源相对较为匮乏的年代，以相对有限的资源投入满足了广大农村居民的初级卫生保健需求，成为发展中国家开展初级卫生保健工作的国际典范。这不仅为当前推行农村分级诊疗体系建设积累了宝贵经验，同时也是建立现代农村分级诊疗体系的重要基础。

然而改革开放以来，在市场机制的主导下，我国医疗卫生资源在城乡间的配置严重失衡，各级各类医疗机构出于自身经济利益而展开的无序竞争，加剧了农村居民的无序就医，不仅造成了大量医疗资源的闲置浪费和低效利用，也增加了农村居民的疾病经济负担，"看病难、看病贵"现象日益凸显。这对我国农村医疗服务体系提出了严峻挑战，改革势在必行。

---

① 范素芳、于永娟：《加快推进分级诊疗制度建设的对策研究》，《中国农村卫生事业管理》2015 年第 4 期，第 412—414 页。

在推进农村分级诊疗的过程中，必须首先明确各级医疗机构的功能定位，通过建立科学合理的分工协作机制，重构农村三级医疗卫生服务网络；在此基础上，结合各地区域卫生规划，农村医疗卫生资源的配置应以加强农村基层医疗机构服务能力为重点，促进医疗资源的高效配置和纵向流动共享，以提升农村医疗卫生服务网络的整体协同服务能力；与此同时，农村医疗机构的医疗服务价格和农村医疗保险制度的补偿政策，也应在引导农村居民合理就医流向中发挥积极作用。各项建设工作环环相扣，应统筹稳步推进。

分级诊疗是一项长期、复杂的系统工程，从各国经验来看，推进分级诊疗也是一个长期曲折的过程。而我国由于各地实际情况差别巨大，故分级诊疗的推行要与当地的经济、社会、文化和医疗资源的具体特征等实际情况相适应，各地在推进分级诊疗过程中面临的挑战各不相同，需要将顶层设计和地方实践相结合，找出最适合自身的分级诊疗实现路径。但只要各级政府高度重视，部门积极参与，统筹协调，正确引导，全社会齐心协力，一定会早日实现"基层首诊、双向转诊、急慢分治、上下联动"的理想状态，形成"健康进家庭、小病在基层、大病到医院、康复回基层"的就医新格局。

附录一

调查问卷

问卷编码□□□□□□

农村卫生状况基线数据村卫生室调查问卷

　　您好！我们是新乡医学院中国城乡卫生调查研究中心的调查员，本次调查主要是了解农村居民的医疗保障、就诊流向及基本公共卫生服务利用情况，从而为国家进一步完善农村卫生相关制度提供信息，希望得到您的配合。我们承诺：本次调查获得的数据仅用于相关的科学研究，我们将严格遵守《中华人民共和国统计法》的要求，恪守研究伦理，对您所提供的所有信息加以保密。

　　本表应由最熟悉机构情况的人员回答！希望您能够如实回答下面的问题，非常感谢您的支持与合作！

　　　　　　　　　　新乡医学院中国城乡卫生调查研究中心

受访者姓名 ＿＿＿＿＿＿＿　　　电话号码＿＿＿＿＿＿＿

调查日期 ＿＿＿年＿月＿日　　　调查员签名＿＿＿＿＿＿

审核日期 ＿＿＿年＿月＿日　　　审核员签名＿＿＿＿＿＿

机构一般情况调查表

序号	问题及选项	回答
A、村卫生室一般情况		
A1	设置/主办单位： ①卫生行政部门　②上级医疗卫生机构 ③村/居委会集体组织　④社会团体 ⑤其他行政部门　⑥其他企事业单位 ⑦其他社会组织　⑧个人　⑨联合办　⑩其他	
A2	是否作为新农合定点机构：①是　②否	
A3	本机构是否具有独立法人资格：①是　②否	
A4	如果不具有独立法人资格，挂靠单位类型： ①医院　②社区卫生服务中心　③乡镇、街道卫生院 ④门诊部　⑤其他卫生机构　⑥其他非卫生机构	
A5	财务收支是否由乡镇/街道卫生院或社区卫生服务中心统一管理：①是　②否	
A6	人员工资是否由乡镇/街道卫生院或社区卫生服务中心统一核发：①是　②否	
A7	行医方式：①西医为主　②中医为主　③中西医结合	
A8	业务用房面积（平方米）	
A9	其中：自有产权（机构或个人所有）面积（平方米）	
A10	政府或集体免费提供面积（平方米）	
A11	非自有产权（租赁）面积（平方米）	
A12	服务辖区内总户数	
A13	服务辖区内总人口数	

续表

序号	问题及选项		回答
B、人力资源情况			

编号	年龄（岁）	性别	学历	资质

性别：①男　②女

学历：①大学及以上　②大专　③中专、中技　④高中、技校
　　　⑤初中及以下

资质：①执业医师　②执业助理医师　③注册护士
　　　④乡村医生　⑤药师（士）　⑥其他

· · · · · · · · · · ·

附录二

相关文件

国务院办公厅关于推进
分级诊疗制度建设的指导意见
国办发〔2015〕70号

各省、自治区、直辖市人民政府，国务院各部委、各直属机构：

建立分级诊疗制度，是合理配置医疗资源、促进基本医疗卫生服务均等化的重要举措，是深化医药卫生体制改革、建立中国特色基本医疗卫生制度的重要内容，对于促进医药卫生事业长远健康发展、提高人民健康水平、保障和改善民生具有重要意义。为贯彻落实《中共中央关于全面深化改革若干重大问题的决定》和《中共中央国务院关于深化医药卫生体制改革的意见》精神，指导各地推进分级诊疗制度建设，经国务院同意，现提出如下意见。

一、总体要求

（一）指导思想。全面贯彻党的十八大和十八届二中、三中、四中全会精神，认真落实党中央、国务院决策部署，立足我国经济社会和医药卫生事业发展实际，遵循医学科学规律，按照以人为本、群众自愿、统筹城乡、创新机制的原则，以提高基层医疗服务能力为重点，以常见病、多发病、慢性病分级诊疗为突破口，完善服务网络、运行机制和激励机制，引导优质医疗资源下沉，形成科学合理就医秩序，逐步建立符合国情的分级诊疗制度，切实促进基本医疗卫生服务的公平可及。

（二）目标任务。到 2017 年，分级诊疗政策体系逐步完善，医疗卫生机构分工协作机制基本形成，优质医疗资源有序有效下沉，以全科医生为重点的基层医疗卫生人才队伍建设得到加强，医疗资源利用效率和整体效益进一步提高，基层医疗卫生机构诊疗量占总诊疗量比例明显提升，就医秩序更加合理规范。

到 2020 年，分级诊疗服务能力全面提升，保障机制逐步健全，布局合理、规模适当、层级优化、职责明晰、功能完善、富有效率的医疗服务体系基本构建，基层首诊、双向转诊、急慢分治、上下联动的分级诊疗模式逐步形成，基本建立符合国情的分级诊疗制度。

——基层首诊。坚持群众自愿、政策引导，鼓励并逐步规范常见病、多发病患者首先到基层医疗卫生机构就诊，对于超出基层医疗卫生机构功能定位和服务能力的疾病，由基层医疗卫生机构为患者提供转诊服务。

——双向转诊。坚持科学就医、方便群众、提高效率，完善双向转诊程序，建立健全转诊指导目录，重点畅通慢性期、恢复期患者向下转诊渠道，逐步实现不同级别、不同类别医疗机构之间的有序转诊。

——急慢分治。明确和落实各级各类医疗机构急慢病诊疗服务功能，完善治疗—康复—长期护理服务链，为患者提供科学、适宜、连续性的诊疗服务。急危重症患者可以直接到二级以上医院就诊。

——上下联动。引导不同级别、不同类别医疗机构建立目标明确、权责清晰的分工协作机制，以促进优质医疗资源下沉为重点，推动医疗资源合理配置和纵向流动。

二、以强基层为重点完善分级诊疗服务体系

（一）明确各级各类医疗机构诊疗服务功能定位。城市三级医院主要提供急危重症和疑难复杂疾病的诊疗服务。城市三级中医医院充分利用中医药（含民族医药，下同）技术方法和现代科学技术，提供急危重症和疑难复杂疾病的中医诊疗服务和中医优势病种的中医门诊诊疗服务。城市二级医院主要接收三级医院转诊的急性病恢复期患者、术后恢复期患者及危重症稳定期患者。县级医院主要提供县域内常见病、多发病诊疗，以及急危重症患者抢救和疑难复杂疾病向上转诊服务。基层医疗卫生机构和康复医院、护理院等（以下统称慢性病医疗机构）为诊断明确、病情稳定的慢性病患者、康复期患者、老年病患者、晚期肿瘤患者等提供治疗、康复、护理服务。

（二）加强基层医疗卫生人才队伍建设。通过基层在岗医师转岗培训、全科医生定向培养、提升基层在岗医师学历层次等方式，多渠道培养全科医生，逐步向全科医生规范化培养过渡，实现城乡每万名居民有2—3名合格的全科医生。加强全科医生规范化培养基地建设和管理，规范培养内容和方法，提高全科医生的基本医疗和公共卫生服务能力，发挥全科医生的居民健康"守门人"作用。建立

全科医生激励机制，在绩效工资分配、岗位设置、教育培训等方面向全科医生倾斜。加强康复治疗师、护理人员等专业人员培养，满足人民群众多层次、多样化健康服务需求。

（三）大力提高基层医疗卫生服务能力。通过政府举办或购买服务等方式，科学布局基层医疗卫生机构，合理划分服务区域，加强标准化建设，实现城乡居民全覆盖。通过组建医疗联合体、对口支援、医师多点执业等方式，鼓励城市二级以上医院医师到基层医疗卫生机构多点执业，或者定期出诊、巡诊，提高基层服务能力。合理确定基层医疗卫生机构配备使用药品品种和数量，加强二级以上医院与基层医疗卫生机构用药衔接，满足患者需求。强化乡镇卫生院基本医疗服务功能，提升急诊抢救、二级以下常规手术、正常分娩、高危孕产妇筛查、儿科等医疗服务能力。大力推进社会办医，简化个体行医准入审批程序，鼓励符合条件的医师开办个体诊所，就地就近为基层群众服务。提升基层医疗卫生机构中医药服务能力和医疗康复服务能力，加强中医药特色诊疗区建设，推广中医药综合服务模式，充分发挥中医药在常见病、多发病和慢性病防治中的作用。在民族地区要充分发挥少数民族医药在服务各族群众中的特殊作用。

（四）全面提升县级公立医院综合能力。根据服务人口、疾病谱、诊疗需求等因素，合理确定县级公立医院数量和规模。按照"填平补齐"原则，加强县级公立医院临床专科建设，重点加强县域内常见病、多发病相关专业，以及传染病、精神病、急诊急救、重症医学、肾脏内科（血液透析）、妇产科、儿科、中医、康复等临床专科建设，提升县级公立医院综合服务能力。在具备能力和保障安全的前提下，适当放开县级公立医院医疗技术临床应用限制。县级中医医院同时重点加强内科、外科、妇科、儿科、针灸、推拿、骨伤、肿瘤等中医特色专科和临床薄弱专科、医技科室建设，提高中医优势病种诊疗能力和综合服务能力。通过上述措施，将县域内就诊率提高到90%左右，基本实现大病不出县。

（五）整合推进区域医疗资源共享。整合二级以上医院现有的检查检验、消毒供应中心等资源，向基层医疗卫生机构和慢性病医疗机构开放。探索设置独立的区域医学检验机构、病理诊断机构、医学影像检查机构、消毒供应机构和血液净化机构，实现区域资源共享。加强医疗质量控制，推进同级医疗机构间以及医疗机构与独立检查检验机构间检查检验结果互认。

（六）加快推进医疗卫生信息化建设。加快全民健康保障信息化工程建设，建立区域性医疗卫生信息平台，实现电子健康档案和电子病历的连续记录以及不同级别、不同类别医疗机构之间的信息共享，确保转诊信息畅通。提升远程医疗服务能力，利用信息化手段促进医疗资源纵向流动，提高优质医疗资源可及性和医疗服务整体效率，鼓励二、三级医院向基层医疗卫生机构提供远程会诊、远程病理诊断、远程影像诊断、远程心电图诊断、远程培训等服务，鼓励有条件的地方探索"基层检查、上级诊断"的有效模式。促进跨地域、跨机构就诊信息共享。发展基于互联网的医疗卫生服务，充分发挥互联网、大数据等信息技术手段在分级诊疗中的作用。

三、建立健全分级诊疗保障机制

（一）完善医疗资源合理配置机制。强化区域卫生规划和医疗机构设置规划在医疗资源配置方面的引导和约束作用。制定不同级别、不同类别医疗机构服务能力标准，通过行政管理、财政投入、绩效考核、医保支付等激励约束措施，引导各级各类医疗机构落实功能定位。重点控制三级综合医院数量和规模，建立以病种结构、服务辐射范围、功能任务完成情况、人才培养、工作效率为核心的公立医院床位调控机制，严控医院床位规模不合理扩张。三级医院重点发挥在医学科学、技术创新和人才培养等方面的引领作用，逐步减少常见病、多发病复诊和诊断明确、病情稳定的慢性病等普通门诊，分流慢性病患者，缩短平均住院日，提高运行效率。对基层中医药服务能力不足及薄弱地区的中医医院应区别对待。支持慢性病医疗机构发展，鼓励医疗资源丰富地区的部分二级医院转型为慢性病医疗机构。

（二）建立基层签约服务制度。通过政策引导，推进居民或家庭自愿与签约医生团队签订服务协议。签约医生团队由二级以上医院医师与基层医疗卫生机构的医务人员组成，探索个体诊所开展签约服务。签约服务以老年人、慢性病和严重精神障碍患者、孕产妇、儿童、残疾人等为重点人群，逐步扩展到普通人群。明确签约服务内容和签约条件，确定双方责任、权利、义务及其他有关事项。根据服务半径和服务人口，合理划分签约医生团队责任区域，实行网格化管理。签约医生团队负责提供约定的基本医疗、公共卫生和健康管理服务。规范签约服务收费，完善签约服务激励约束机制。签约服务费用主要由医保基金、签约居民付费和基本公共卫生服务经费等渠道解决。签约医生或签约医生团队向签约居民提供约定的基本医疗卫生服务，除按规定收取签约服务费外，不得另行收取其他费用。探索提供差异性服务、分类签约、有偿签约等多种签约服务形式，满足居民多层次服务需求。慢性病患者可以由签约医生开具慢性病长期药品处方，探索多种形式满足患者用药需求。

（三）推进医保支付制度改革。按照分级诊疗工作要求，及时调整完善医保政策。发挥各类医疗保险对医疗服务供需双方的引导作用和对医疗费用的控制作用。推进医保支付方式改革，强化医保基金收支预算，建立以按病种付费为主，按人头付费、按服务单元付费等复合型付费方式，探索基层医疗卫生机构慢性病患者按人头打包付费。继续完善居民医保门诊统筹等相关政策。完善不同级别医疗机构的医保差异化支付政策，适当提高基层医疗卫生机构医保支付比例，对符合规定的转诊住院患者可以连续计算起付线，促进患者有序流动。将符合条件的基层医疗卫生机构和慢性病医疗机构按规定纳入基本医疗保险定点范围。

（四）健全医疗服务价格形成机制。合理制定和调整医疗服务价格，对医疗机构落实功能定位、患者合理选择就医机构形成有效的激励引导。根据价格总体水平调控情况，按照总量控制、结构调整、有升有降、逐步到位的原则，在降低药品和医用耗材费用、大型医用设备检查治疗价格的基础上，提高体现医务人员技术劳务价值的项目价格。理顺医疗服务比价关系，建立医疗服务价格动态调整机制。

（五）建立完善利益分配机制。通过改革医保支付方式、加强费用控制等手段，引导二级以上医院向下转诊诊断明确、病情稳定的慢性病患者，主动承担疑难复杂疾病患者诊疗服务。完善基层医疗卫生机构绩效工资分配机制，向签约服务的医务人员倾斜。

（六）构建医疗卫生机构分工协作机制。以提升基层医疗卫生服务能力为导向，以业务、技术、管理、资产等为纽带，探索建立包括医疗联合体、对口支援在内的多种分工协作模式，完善管理运行机制。上级医院对转诊患者提供优先接诊、优先检查、优先住院等服务。鼓励上级医院出具药物治疗方案，在下级医院或者基层医疗卫生机构实施治疗。对需要住院治疗的急危重症患者、手术患者，通过制定和落实入、出院标准和双向转诊原则，实现各级医疗机构之间的顺畅转诊。基层医疗卫生机构可以与二级以上医院、慢性病医疗机构等协同，为慢性病、老年病等患者提供老年护理、家庭护理、社区护理、互助护理、家庭病床、医疗康复等服务。充分发挥不同举办主体医疗机构在分工协作机制中的作用。

四、组织实施

（一）加强组织领导。分级诊疗工作涉及面广、政策性强，具有长期性和复杂性，地方各级政府和相关部门要本着坚持不懈、持之以恒的原则，切实加强组织领导，将其作为核心任务纳入深化医药卫生体制改革工作的总体安排，建立相关协调机制，明确任务分工，结合本地实际，研究制定切实可行的实施方案。

（二）明确部门职责。卫生计生行政部门（含中医药管理部门）要加强对医疗机构规划、设置、审批和医疗服务行为的监管，明确双向转诊制度，优化转诊流程，牵头制定常见疾病入、出院和双向转诊标准，完善新型农村合作医疗制度支付政策，指导相关学（协）会制定完善相关疾病诊疗指南和临床路径。发展改革（价格）部门要完善医药价格政策，落实分级定价措施。人力资源社会保障部门要加强监管，完善医保支付政策，推进医保支付方式改革，完善绩效工资分配机制。财政部门要落实财政补助政策。其他有关部门要按照职责分工，及时出台配套政策，抓好贯彻落实。

（三）稳妥推进试点。地方各级政府要坚持从实际出发，因地制宜，以多种形式推进分级诊疗试点工作。2015年，所有公立医院改革试点城市和综合医改试点省份都要开展分级诊疗试点，鼓励有条件的省（区、市）增加分级诊疗试点地区。以高血压、糖尿病、肿瘤、心脑血管疾病等慢性病为突破口，开展分级诊疗试点工作，2015年重点做好高血压、糖尿病分级诊疗试点工作。探索结核病等慢性传染病分级诊疗和患者综合管理服务模式。国家卫生计生委要会同有关部门对分级诊疗试点工作进行指导，及时总结经验并通报进展情况。

（四）强化宣传引导。开展针对行政管理人员和医务人员的政策培训，把建立分级诊疗制度作为履行社会责任、促进事业发展的必然要求，进一步统一思想、凝聚共识，增强主动性，提高积极性。充分发挥公共媒体作用，广泛宣传疾病防治知识，促进患者树立科学就医理念，提高科学就医能力，合理选择就诊医疗机构。加强对基层医疗卫生机构服务能力提升和分级诊疗工作的宣传，引导群众提高对基层医疗卫生机构和分级诊疗的认知度和认可度，改变就医观念和习惯，就近、优先选择基层医疗卫生机构就诊。

附件：分级诊疗试点工作考核评价标准

到 2017 年，分级诊疗试点工作应当达到以下标准：

一、基层医疗卫生机构建设达标率≥95%，基层医疗卫生机构诊疗量占总诊疗量比例≥65%；

二、试点地区 30 万以上人口的县至少拥有一所二级甲等综合医院和一所二级甲等中医医院，县域内就诊率提高到 90% 左右，基本实现大病不出县；

三、每万名城市居民拥有 2 名以上全科医生，每个乡镇卫生院拥有 1 名以上全科医生，城市全科医生签约服务覆盖率≥30%；

四、居民 2 周患病首选基层医疗卫生机构的比例≥70%；

五、远程医疗服务覆盖试点地区 50% 以上的县（市、区）；

六、整合现有医疗卫生信息系统，完善分级诊疗信息管理功能，基本覆盖全部二、三级医院和 80% 以上的乡镇卫生院和社区卫生服务中心；

七、由二、三级医院向基层医疗卫生机构、慢性病医疗机构转诊的人数年增长率在 10% 以上；

八、全部社区卫生服务中心、乡镇卫生院与二、三级医院建立稳定的技术帮扶和分工协作关系；

九、试点地区城市高血压、糖尿病患者规范化诊疗和管理率达到 40% 以上；

十、提供中医药服务的社区卫生服务中心、乡镇卫生院、社区卫生服务站、村卫生室占同类机构之比分别达到100%、100%、85%、70%，基层医疗卫生机构中医诊疗量占同类机构诊疗总量比例≥30%。

国务院办公厅
2015 年 9 月 8 日

参考文献

一　专著

1. Alice G. G., "Physician compensation for quality: Behind the group's green door", in *Health Law Handbook*, Thomson West, 2008.

2. Capolongo, S., et al., *Improving sustainability during hospital design and operation*, *Improving Sustainability During Hospital Design and Operation*, Springer International Publishing, 2015.

3. Scott C., *Public and Private Roles in Health Care Systems: Experiences from Seven OECD Countries*, Open University Press, 2001.

4. 国务院办公厅:《关于全面实施城乡居民大病保险的意见》,人民出版社 2015 年版。

5.《中国医改发展报告》编撰委员会:《中国医改发展报告 2009—2014》,中国协和医科大学出版社 2015 年版。

6. 别荣海:《财务绩效视角下高校管理制度创新研究》,中国社会科学出版社 2012 年版。

7. 蔡江南:《医疗卫生体制改革的国际经验世界二十国(地区)医疗卫生体制改革概览》,上海科学技术出版社 2016 年版。

8．长水：《新型农村合作医疗制度实施效果与问题实证研究》，湖北人民出版社 2015 年版。

9．陈迎春：《农村住院服务过度需求：不合理入院的测量与管理研究》，科学出版社 2014 年版。

10．陈华、申曙光：《新型农村合作医疗的可持续发展研究》，经济科学出版社 2014 年版。

11．高解春：《医微知著 理性论道医事医改》，当代中国出版社 2012 年版。

12．甘筱青：《城乡医疗双向转诊的机制与模式》，江西人民出版社 2014 年版。

13．顾亚明、王小合：《医改红利的制度创新和社会治理——日本经验的启示》，浙江大学出版社 2015 年版。

14．韩启德、陈竺：《"健康中国 2020"战略研究报告》，人民卫生出版社 2012 年版。

15．黄丞、张录法、李玮：《我国城市基本医疗保险制度改革：世异与备变》，上海交通大学出版社 2014 年版。

16．蒋伟涛：《豫村里的中国　豫村调查：追寻中国基层乡村基本问题》，中国财富出版社 2014 年版。

17．李斌：《福利型新农合医疗政策研究》，经济日报出版社 2015 年版。

18．李为民：《从竞争到协作：华西区域协同医疗服务模式的启示》，人民卫生出版社 2012 年版。

19．李小华：《互联网+医疗》，人民卫生出版社 2015 年版。

20．李德成：《创造与重构：集体化时期农村合作医疗制度和赤脚医生现象研究》，中国书籍出版社 2015 年版。

21．刘波：《中国新制农村合作医疗公平性与效率性研究 以辽宁为例》，中国社会科学出版社 2011 年版。

22．刘学周：《河南新农合 10 年》，河南人民出版社 2013 年版。

23．宁满秀：《新型农村合作医疗制度效果评价与可持续发展研究》，中国经济出版社 2015 年版。

24．农村公共事业发展课题组：《农村公共事业发展调查 农户视角现状、需求意愿与评价》，社会科学文献出版社 2013 年版。

25．秦立建、李孟刚：《新医改背景下城乡医保一体化意愿与公共财政支持》，经济科学出版社 2015 年版。

26．仇雨临、翟绍果：《城乡医疗保障制度统筹发展研究》，中国经济出版社 2011 年版。

27．珊姜海：《新农合制度下医疗服务利用研究》，知识产权出版社 2013 年版。

28．王大平、孔昭昆、王苏生：《中国医改的政策选择——基于激励机制设计理论的视角》，清华大学出版社 2015 年版。

29．吴海燕：《凝心聚力 守护公众健康之门：解读克拉玛依模式社区卫生综合改革》，科学技术文献出版社 2015 年版。

30．吴传俭：《公平与卓越：英国卡梅伦政府医改之路》，科学出版社 2013 年版。

31．汪明、孟勇等：《中外心理学简史》，中国科学技术大学出版社 2007 年版。

32．熊茂友：《中国"四一三"健康保险理论与方法——4+1+N》，中国财富出版社 2013 年版。

33．杨善发：《中国农村合作医疗制度变迁研究》，南京大学出版社 2012 年版。

34．叶利军：《新医改视野下湖南医学人才服务基层问题研究》，湖南科学技术出版社 2015 年版。

35．易利华：《创卓越医院——来自亚洲医院管理奖的报告》，中国协和医科大学出版社 2014 年版。

36．余少祥等：《弱者的救助：中国农民医疗保障调查报告》，社会科学文献出版社 2014 年版。

37．赵林度：《医药之痛：药品安全和医药分开》，科学出版社 2015 年版。

38．赵云：《新三医联动模式——全面深化医改的战略选择》，科学出版社 2015 年版。

39．张广科：《农户疾病风险分布与新农合政策分担效果跟踪研究》，湖北人民出版社 2014 年版。

40．张奎力：《农村基层医疗卫生机构运行机制研究——以河南省鲁山县为例》，经济管理出版社 2014 年版。

二　论文

1．崔华欠、方国瑜、杨阳等：《广州市社区居民对分级诊疗模式的知晓和认知情况调查》，《中国全科医学》2014 年第 34 期。

2．陈东、尹梦芳：《新农合制度下参合农民的就诊意向及其影响因素》，《山东大学学报》（哲学社会科学版）2014 年第 1 期。

3．代宝珍：《农村老年居民慢性病管理——基于构建新农合慢性病管理体系的视角》，《中国农业大学学报》（社会科学版）2014 年第 31 卷第 1 期。

4．方鹏骞、杨兴怡、张霄艳等：《再论中国基本医疗服务的内涵》，《中国卫生政策研究》2015年第6期。

5．付强：《促进分级诊疗模式建立的策略选择》，《中国卫生经济》2015年第34卷第2期。

6．范素芳、于永娟：《加快推进分级诊疗制度建设的对策研究》，《中国农村卫生事业管理》2015年第35卷第4期。

7．顾掌生、翁艳艳：《分级诊疗的瓶颈与路径》，《医院管理论坛》2015年第32卷第12期。

8．顾亚明：《日本分级诊疗制度及其对我国的启示》，《卫生经济研究》2015年第3期。

9．郭有德、梁鸿：《我国实现分级有序医疗的障碍及对策》，《中国卫生政策研究》2014年第6期。

10．郭娜、朱大伟、Tor Iversen等：《新农合对灾难性卫生支出影响及公平性》，《中国公共卫生》2013年第29卷第11期。

11．何思长、赵大仁、张瑞华等：《我国分级诊疗的实施现状与思考》，《现代医院管理》2015年第2期。

12．韩伟、余琦娴、韩骦等：《社区卫生服务机构慢性病管理相关工作量测量研究》，《中国卫生事业管理》2015年第32卷第11期。

13．蒋丽娟、熊亚晴、徐斐等：《南京市社区医务人员慢性病管理能力研究》，《医学信息》2014年第4期。

14．靳园园、许继晗、张小燕等：《信息通讯技术在慢性病管理中的应用进展》，《现代临床护理》2015年第4期。

15．吕键：《论深化医改进程中分级诊疗体系的完善》,《中国医院管理》2014 年第 34 卷第 6 期。

16. 梁勇、张柠：《国外医疗服务体系对完善我国分级诊疗体系的启示与借鉴》,《中国医院》2015 年第 8 期。

17. 刘国君、陈林、徐琼花等：《海口市 7 家社区卫生服务机构慢性病管理现状调查》,《医学与社会》2015 年第 6 期。

18. 李华艳、Jeffrey、Fuller 等：《我国基于团队协作的社区慢性病管理研究的分析》,《中南大学学报》(医学版) 2014 年第 11 期。

19. 刘国恩、高月霞、许崇伟等：《医疗机构分级诊疗价格机制研究》,《中国卫生经济》2014 年第 1 期。

20. 任向英、王永茂：《城镇化进程中新农合政策对农民就医行为的影响分析》,《财经科学》2015 年第 3 期。

21. 王琰芳、顾健、周峰等：《进一步强化社区慢性病管理和合理使用有限医保费用的对策》,《中华全科医学》2015 年第 13 卷第 3 期。

22. 袁莎莎、王芳、李陈晨等：《基于 ICCC 框架的社区卫生服务机构慢性病管理研究》,《中国卫生政策研究》2015 年第 6 期。

23. 袁加俊、赵列宾、陆璇等：《分级诊疗与慢性病优化管理实证研究》,《中国医院》2015 年第 9 期。

24. 杨敬宇、杨永宏：《双向转诊是构建农村分级诊疗体系的基础》,《中国医疗保险》2014 年第 12 期。

25. 杨越、宁建国、赵静等：《新农合参合人员不同等级医疗机构住院流向构成分析》,《中国卫生事业管理》2015 年第 32 卷第 2 期。

26. 杨坚、冯占春、张亮等：《我国各省分级诊疗政策分析》,《中国卫生经济》2016 年第 1 期。

27. 张慧林、成昌慧、马效恩:《分级诊疗制度的现状分析及对策思考》,《中国医院管理》2015 年第 11 期。

28. 张雪、杨柠溪:《英美分级诊疗实践及对我国的启示》,《医学与哲学》2015 年第 7A 期。

29. 周新发、王国军:《完善"新农合"制度的政策建议》,《经济研究参考》2015 年第 18 期。

30. 张莉、康林、杨利娟等:《县级医院实施分级诊疗机制探讨》,《中国医院管理》2015 年第 5 期。

后　记

　　当前，在党中央全面深化改革的总体思路指导下，我国医药卫生体制改革已经进入深水区和攻坚阶段。《中共中央国务院关于深化医药卫生体制改革的意见》明确指出，扎实有序推进分级诊疗制度建设，是我国新一轮医药卫生体制改革的重要内容。

　　河南省是我国的农业和人口大省，河南省农村地区的分级诊疗工作在全国范围内具有较好的代表性。因此，选择通过区域性研究及地区比较的方式，对河南省农村地区分级诊疗的运行效果进行调查研究、问题凝练，并切实提出方案。研究样本涉及河南省的 18 个地市 145 个乡镇卫生院、214 个村卫生室和 2938 户农村家庭。

　　就在本书完稿之际，国家卫计委就 2016 年深化医改重点工作任务举行医改专题新闻发布会，表示今年要继续加快推进分级诊疗制度建设，在 70% 左右的地市开展分级诊疗试点。作为农业和人口大省的河南，也是分级诊疗制度建设的重要试点省份，正在通过远程医疗服务平台，建设省、市、县、乡、村五级区域医疗协同体系，推动分级诊疗制度的建设和实施。

　　调查发现，河南省农村医疗服务体系建设取得了一定成效，但同时也还存在一些问题，农村分级诊疗工作尚有待进一步完善，相关的体制机制改革有待进一步深化。如何促进优质医疗资源向下流动、提升基层医疗机构服务能力、形成分级诊疗格局，如何启动社会资本投入、设置保障底线和防范过度医疗，找到合理解决方案。对于这些问题，目前正在建设的远程医疗系统只是医疗资源与需求无缝对接的技术平台，而我们的实证研究无疑是在此基础上为农村医疗服务体系明确具体的服务内容和效果目标。相信这也是本书的价值所在。

感谢教育部人文社会科学重点研究基地华中师范大学中国农村研究院徐勇教授和邓大才教授，关于中国农村问题的长期重视和丰硕研究成果为我们提供了有益借鉴。

孟勇、袁秀伟、吕晖、聂丽、张利江、王桂霞、吴焕等同志，协助完成了文献资料搜集、专题综述、问卷设计、现场调研等任务，管理学院的在校本科生参与了问卷的调查工作，庞雪晨、焦石文协助完成了书稿的编排和出版工作。在此表示谢意。

本书还存在着诸多不足，只是分级诊疗研究过程中的阶段性成果，后续将进一步与卫生主管部门合作开展实证研究，以期推出更多符合国情省情、具有较强操作性和实用性的成果。

别荣海

2016 年 9 月